前　言

党的二十大报告指出："推动健康中国建设，把保障人民健康放在优先发展的战略位置。"为更好地提升中职护理专业学生的综合素养，为社会培养实用型护理人才，服务区域经济发展，编委会深入学习《国家职业教育改革实施方案》（国发〔2019〕4 号）、《全国大中小学教材建设规划（2019—2022 年）》等文件精神，紧紧围绕岗位需求及职业标准，编写了《基础护理技能实训手册》一书。

本教材的编写是实施"工学一体化"教学的主要载体，是帮助学生构建结构完整的工作过程、学会如何开展工作、实现有效学习的重要工具。编写过程坚持以工作过程为导向，以学生为中心，以综合职业能力培养为核心，根据典型工作任务和工作过程设计实训课程体系和内容，按照工作过程的顺序和学生自主学习的要求进行实训教学内容的设计，旨在实现能力培养与工作岗位对接合一。

本教材的编写以临床常用护理技术为切入点，以基于工作过程的临床思维为主线，以临床案例导入，引导学生思考案例中存在的主要护理问题及需要实施的主要护理措施。为完成护理措施，设置相对应的问题与任务，引导学生按照护理程序依次完成各项任务，强化学生对护理操作内容的理解。通过此教材的应用，学生能根据操作流程、注意事项、评分标准等进行小组学习、自我学习、自我考核、自我反思，实现课程内容与职业标准无缝对接，实现理论与实训技能有机结合，从而提高其职业技能水平，培养其临床思维，提高其岗位胜任力。

本教材内容详略得当，简明扼要，层次分明，使读者更易阅读、理解、记忆，可作为护理专业学生在实践操作过程中的参考指南，也可供临床护士作为工作参考和培训用书。需要说明的是，本教材的评分标准采用广西壮族自治区卫生健康委员会制定的 55 项护理操作技能评分标准，但有部分操作评分标准不在此范围内，因此本书只能用其他形式的评分标准，有不便之处，敬请谅解。

由于水平和时间有限，不妥之处，敬请读者批评指正。

本教材的出版得到了基金项目"广西职业教育助产专业发展研究基地"的支持。项目编号：24。文件号：桂教职成〔2019〕63 号。

黄爱兰　韦艳娜

2023 年 7 月

中等医药院校“十四五”创新型系列教材

（供中等职业院校护理、助产、康复专业使用）

基础护理技能实训手册

主　编　黄爱兰　韦艳娜

副主编　韦秀才　卢秋妍　农惠玲　韦柳春

编　委（按姓氏拼音排序）

郭少芳　百色市民族卫生学校
黄　翔　百色市第二人民医院
黄爱兰　百色市民族卫生学校
黄美旋　百色市民族卫生学校
黄正美　百色市民族卫生学校
黎竹宝　百色市人民医院
刘柳萱　百色市民族卫生学校
龙　隆　百色市人民医院
卢秋妍　百色市民族卫生学校
陆美林　百色市人民医院
陆荣义　南宁市第一人民医院
农惠玲　百色市人民医院
农小花　百色市人民医院
覃丽锦　百色市人民医院
覃俏理　百色市民族卫生学校
石慧玲　百色市120急救指挥中心
石天桃　百色市民族卫生学校
韦柳春　百色市民族卫生学校
韦秀才　百色市民族卫生学校
韦艳飞　百色市民族卫生学校
韦艳娜　百色市民族卫生学校
韦永鲜　百色市人民医院
肖泽凤　百色市民族卫生学校
曾秀梅　百色市民族卫生学校
周玉娟　百色市民族卫生学校

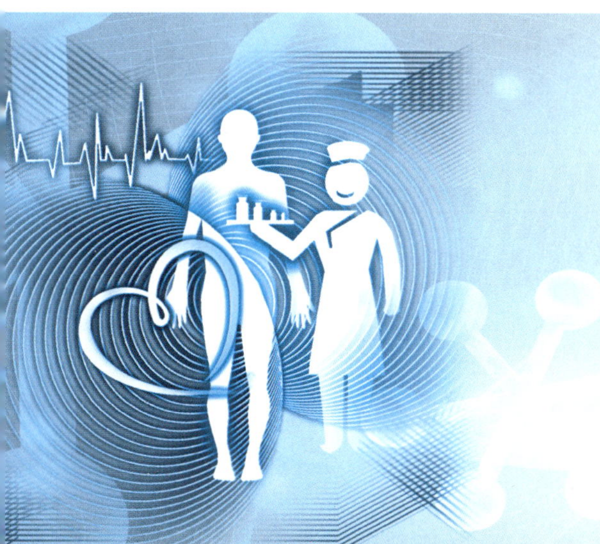

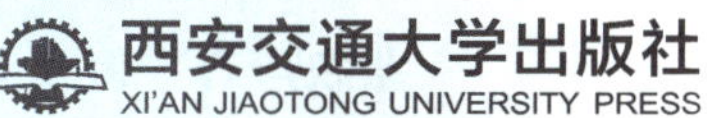
西安交通大学出版社
XI'AN JIAOTONG UNIVERSITY PRESS

图书在版编目(CIP)数据

基础护理技能实训手册/黄爱兰，韦艳娜主编. — 西安：西安交通大学出版社，2023.8

ISBN 978-7-5693-3333-6

Ⅰ. ①基… Ⅱ. ①黄… ②韦… Ⅲ. ①护理学-手册 Ⅳ. ①R47-62

中国国家版本馆 CIP 数据核字(2023)第 122547 号

Jichu Huli Jineng Shixun Shouce

书　　名 基础护理技能实训手册

主　　编 黄爱兰　韦艳娜

责任编辑 郭泉泉

责任校对 李　晶

装帧设计 伍　胜

出版发行 西安交通大学出版社

(西安市兴庆南路 1 号　邮政编码 710048)

网　　址 http://www.xjtupress.com

电　　话 (029)82668357　82667874(市场营销中心)

(029)82668315(总编办)

传　　真 (029)82668280

印　　刷 西安五星印刷有限公司

开　　本 787 mm×1092 mm　1/16　**印张** 15　**字数** 325 千字

版次印次 2023 年 8 月第 1 版　　2023 年 8 月第 1 次印刷

书　　号 ISBN 978-7-5693-3333-6

定　　价 52.00 元

如发现印装质量问题，请与本社市场营销中心联系。

订购热线：(029)82665248　(029)82667874

投稿热线：(029)82668805

目　录

模块1　入院护理

任务1　入院前病房环境准备

病房的环境要求具体如下。

(1)适宜的温度会使患者感觉舒适，有利于患者休息、治疗及护理工作的进行。一般病房内适宜的温度为18～22 ℃，婴儿室、产房、手术室、老年病房内适宜的温度为22～24 ℃。

(2)病房相对湿度以50%～60%为宜，湿度过高或过低都会给患者带来不适感。

(3)应每日定时开病房窗中30 min左右，以通风换气。

(4)白天病房较为理想的噪声强度应维持在35～40 dB。

(5)护士应采取打开窗帘等措施使日光能照进病房，但应避免日光直接照射患者眼睛，以防引起目眩。

(6)优美的环境可使人感觉舒适、愉快。如儿科病房可用暖色系床单元及卡通图片窗帘、隔帘、墙面装饰，以减少儿童的恐惧感；手术室可选用绿色或蓝色装饰，以使患者产生安静、信任的感觉。在病房走廊可适当摆放一些绿色植物、花卉盆景等，以美化环境。在病房的周围栽种树木，修建草坪、花坛，放置桌凳等，供患者休息、散步和观赏。

(7)应在每间病房设不同数量的床单位，床单位内的设备应考虑患者的舒适、安全及有利于患者的康复；每间病房应有独立的浴室、卫生间、电视、储物柜等附属物；每个床单位应有固定的配置，如床、床上用品、床旁桌椅及床上小桌；床头墙壁上应配有照明灯、呼叫装置、供氧和负压吸引管道、多功能插座等；两床间的距离应不少于1 m，在两床间应设隔帘或屏风；应定期清洁床单位，保持病室整洁。

（韦艳娜）

任务2　患者床单位的准备

一、基本信息

患者床单位准备的基本信息见表2-1。

表 2-1　患者床单位准备的基本信息

项目	基本内容
任务名称	患者床单位的准备
任务学时	2 学时
任务目的	保持病房整洁、美观，准备迎接新患者
案例导入	患者，男，67 岁，有高血压病史 10 年，10 d 前因头痛剧烈入院。经过治疗，患者头痛的症状得到缓解，血压控制良好，遵医嘱出院。患者出院后，为准备迎接新患者，护士应准备何种病床
任务分析	患者出院后，为准备迎接新患者，应准备备用床
学习任务	1. 学会评估并针对病例分析、判断应该实施的操作。 2. 能根据患者的情况实施正确的铺床法。 3. 操作中注意节时、省力原则，做到动作连贯、轻稳

二、工作流程

（一）操作流程

患者床单位准备的操作流程见图 2-1。

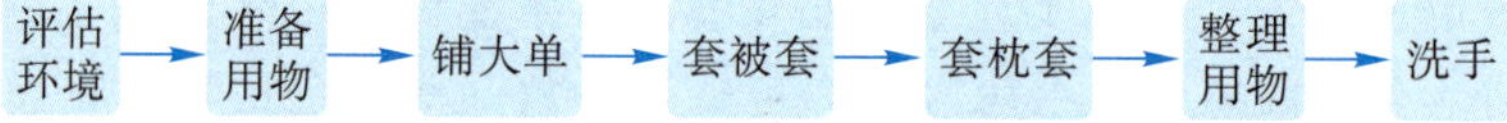

图 2-1　患者床单位准备的操作流程

（二）操作步骤

患者床单位准备的操作步骤见表 2-2。

表 2-2　患者床单位准备的操作步骤

操作步骤	具体内容
护理评估	1. 病房安静、通风、清洁。 2. 病房内无患者进餐或未进行无菌治疗
护理计划	1. 护士准备：仪表端庄，着装整洁，修剪指甲，取下手上的饰品，洗手，戴口罩。 2. 环境准备：病房安静、通风、清洁；病房内无患者进餐或未进行无菌治疗。 3. 用物准备：床、床旁桌椅、床垫、棉胎、枕芯、大单、被套、枕套、手消毒液、治疗车等（图 2-2）

续表

<table>
<tr><th colspan="2">操作步骤</th><th>具体内容</th></tr>
<tr><td rowspan="5">护理实施</td><td>铺大单</td><td>1. 移开床旁桌，使之距床 20 cm 左右；移开床旁椅，置于床尾处，使之距床 15 cm 左右。
2. 翻转床垫。
3. 取大单并放于床上，大单中线与床面中线对齐，依次按床头、床尾(或床头、床尾同时散开)、近侧、远侧的顺序散开大单。
4. 一手托起近侧床头床垫，另一手伸过床头中线将大单包塞于床垫下。
5. 在距床头约 30 cm 处向上提起大单边缘，使其与床垫垂直，以床沿为界，将大单分为上、下两个三角形，将上三角形大单平铺于床上，将下三角形平整地塞于床垫下，再将上三角形翻下并塞于床垫下。
6. 用同法铺近侧床尾。
7. 移至床中间处，两手下拉大单中部边缘，抬起床垫，掌心朝上将大单平整地塞于床垫下。
8. 转至对侧，用同法铺好对侧大单</td></tr>
<tr><td>套被套（“S”式套被套法）</td><td>1. 被套正面朝外，被套中线与床中线对齐，依照散开大单的顺序散开被套，使之平铺于床上。
2. 打开被套尾部开口端的上层至 1/3 处，将折叠好的棉胎(折叠方法：将棉胎纵折三折，再按“S”形横折三折)放于被套尾端开口处，棉胎底边与被套开口缘平齐。
3. 手持棉胎上缘中部至床头被套封口中部处，展开纵折的棉胎，使棉胎角与两被套顶角吻合，平铺棉胎于被套内，系带。
4. 将盖被两侧边缘向内折叠，使之与床垫平齐；将盖被尾端向内折叠，使之与床尾平齐；使盖被上缘距床头 15 cm</td></tr>
<tr><td>套枕套</td><td>1. 在治疗车上松枕芯、套枕套，若枕套有带子，则需系好。
2. 将枕头横放于床头，枕套开口端背门</td></tr>
<tr><td>整理用物</td><td>—</td></tr>
<tr><td>洗手</td><td>—</td></tr>
<tr><td colspan="2">护理评价</td><td>1. 动作规范、熟练，符合节时、省力原则。大单、被套、枕套平、整、紧。
2. 床铺实用、耐用、舒适、安全、美观。
3. 铺备用床的时间<6 min。
4. 大单四角松散、盖被折叠不符合要求均不及格</td></tr>
<tr><td colspan="2">注意事项</td><td>1. 当同病房内有患者进餐或医护人员做无菌操作时，应暂停铺床。
2. 操作时注意坚持节时、省力原则，减少来回走动，避免腰部过度弯曲。
3. 床单中线与床中线对齐，床单平整美观、四角紧实。
4. 动作轻、快、大方，避免抖动，防止尘埃飞扬。
5. 病房及床单位整洁、舒适、安全、美观</td></tr>
</table>

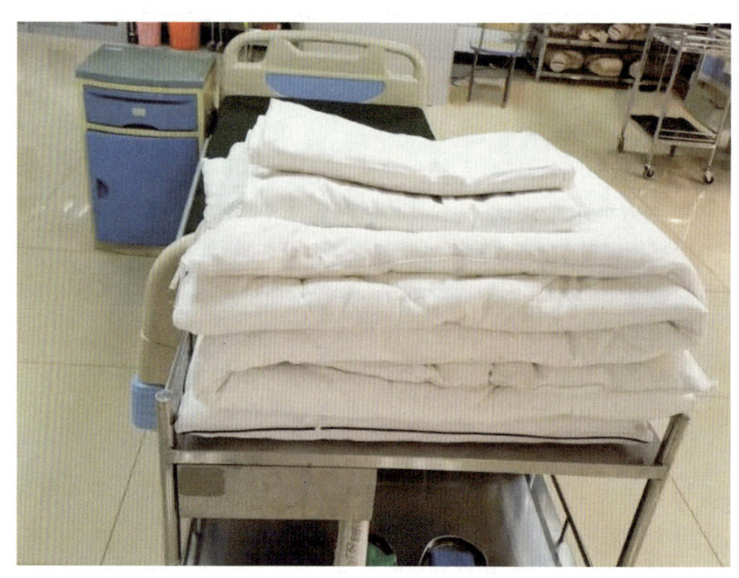

图 2-2　铺备用床的用物准备

三、多元评价

患者床单位准备的多元评价见表 2-3。

表 2-3　患者床单位准备的多元评价

<table>
<tr><th>评价项目/分</th><th>评价要点</th><th>分值/分</th><th>师评分/分</th><th>自评分/分</th><th>组评分/分</th><th>平均分/分</th><th>等级</th></tr>
<tr><td rowspan="3">学习态度（20）</td><td>按时完成自主学习任务</td><td>10</td><td></td><td></td><td></td><td></td><td rowspan="3"></td></tr>
<tr><td>认真观摩示教</td><td>5</td><td></td><td></td><td></td><td></td></tr>
<tr><td>积极参与合作</td><td>5</td><td></td><td></td><td></td><td></td></tr>
<tr><td rowspan="3">合作交流（30）</td><td>按流程规范操作</td><td>10</td><td></td><td></td><td></td><td></td><td rowspan="3"></td></tr>
<tr><td>按小组分工合作练习</td><td>10</td><td></td><td></td><td></td><td></td></tr>
<tr><td>积极沟通</td><td>10</td><td></td><td></td><td></td><td></td></tr>
<tr><td>学习效果（50）</td><td colspan="6">按操作评分标准评价（表 2-4），将 100 分折合成 50 分计算</td><td></td></tr>
<tr><td colspan="2">评分：</td><td colspan="3">组长签名：</td><td colspan="3">教师签名：</td></tr>
</table>

四、评分标准

铺备用床的评分标准见表 2-4。

表 2-4 铺备用床的评分标准

程序		分值/分	考核评价要点	评分等级			得分
				A	B	C	
护士仪表		4	着装整洁、举止端庄	4	3	2	
护理评估		8	病房是否已做好终末消毒处理	4	3	2	
			床单位是否洁净、设施是否完好	2	1	0	
			病房门的位置是否合适	2	1	0	
护理计划	环境准备	8	符合操作要求	2	1	0	
	护士准备		洗手、戴口罩正确	2	1	0	
	用物准备		准备齐全、放置合理	4	3	2	
护理实施	移开桌椅	4	移开床旁桌椅，位置合适	2	1	0	
			移动桌椅时未发出响声	2	1	0	
	翻转床垫	4	翻转床垫方法正确	4	3	2	
	铺大单	24	铺大单方法、顺序正确	8	4	2	
			床角平整、紧固	8	6	4	
			大单中线与床中线对齐	4	3	2	
			对侧铺大单方法、顺序正确	4	3	2	
	套被套	24	装套棉胎方法正确	6	3	2	
			棉胎上缘与被套封口平齐，无虚边	2	1	0	
			盖被上缘距床头 15 cm	2	1	0	
			盖被中线与床中线对齐	4	3	2	
			被套内、外均平整	4	3	2	
			被筒两侧向内折叠，与床沿齐	4	3	2	
			被尾向内折叠，与床尾齐	2	1	0	
	套枕套	6	套枕套方法正确，枕套四角充实	2	1	0	
			枕套被平放于床头正中，开口背门	4	3	2	
	桌椅归位	6	床旁桌椅移动位置正确	3	2	1	
			移动桌椅时未发出响声	3	2	1	
	洗手整理	2	洗手、脱口罩操作正确	2	1	0	
护理评价		10	动作规范、熟练，符合节时、省力原则	2	1	0	
			大单、被套、枕套平、整、紧	4	3	2	
			床铺实用、耐用、舒适、安全、美观	2	1	0	
			操作时间不超过 6 min	2	1	0	

续表

程序	分值/分	考核评价要点	评分等级			得分
			A	B	C	
关键缺陷	—	大单四角松散、盖被折叠不符合要求均不及格	—	—	—	
总分	100	—	—	—	—	

五、知识拓展：准备床单位

分析、思考以下病例，并给患者准备合适的床单位。

(1)患者，女，38 岁，5 d 前发现晨起双眼睑和下肢水肿且逐渐加重，并伴有恶心、食欲减退、尿量减少、尿液颜色呈洗肉水样。门诊拟以“急性肾小球肾炎”收治肾内科。作为当班护士，应为该患者准备何种病床？

(2)患者，女，40 岁，在无明显诱因的情况下阴道出现不规则流血，量少，色渐暗，无血块；行阴道镜下宫颈活检，结果为“宫颈鳞状细胞癌”，为进一步治疗，门诊以“宫颈癌”收治入院。入院并完善各项检查后，今晨 8 点拟在全身麻醉下对患者行全子宫切除术。患者已被送入手术室。作为当班护士，应如何为该患者准备术后接诊的病床？

（郭少芳）

任务 3　生命体征测量

一、基本信息

生命体征测量的基本信息见表 3-1。

表 3-1　生命体征测量的基本信息

项目	基本内容
任务名称	测量生命体征
任务学时	4 学时
任务目的	能够正确测量体温、脉搏、呼吸、血压
案例导入	早晨，呼吸内科来了一位男性患者，20 岁，他昨晚被大雨淋湿了，早晨起床后头晕、恶心、浑身乏力、咳嗽、流鼻涕、发热，被家人送到医院就诊，以“急性肺炎”收住院。请为该患者正确测量体温、脉搏、呼吸、血压
任务分析	患者为成年人，有发热症状，无腹泻、昏迷等情况。根据病情，选择测腋温、口温还是肛温？如何帮助该患者测量呼吸、脉搏？测量血压选择坐位还是卧位

续表

项目	基本内容
学习任务	1. 能够根据患者的病情选择合适的测量部位。 2. 熟记体温、脉搏、呼吸、血压的正常值。 3. 正确为患者测量体温、脉搏、呼吸、血压

二、工作流程

(一)操作流程

生命体征测量的操作流程见图3-1。

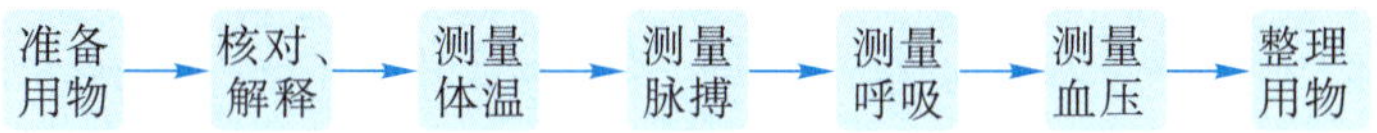

准备用物 → 核对、解释 → 测量体温 → 测量脉搏 → 测量呼吸 → 测量血压 → 整理用物

图3-1 生命体征测量的操作流程

(二)操作步骤

生命体征测量的操作步骤见表3-2。

表3-2 生命体征测量的操作步骤

操作步骤		具体内容
护理评估		1. 了解患者的身体状况。 2. 询问患者的年龄，评估患者的配合程度
护理计划		1. 患者准备：告知操作目的、配合方法，消除其焦虑及紧张情绪。 2. 护士准备：保持着装整洁，洗手。 3. 环境准备：环境干净、整洁、舒适。 4. 用物准备：秒表、记录本、笔、体温计、血压计、听诊器、清洁容器(放置清洁体温计，在容器内垫消毒纱布)，若测肛温，则备润滑剂、棉签、污染容器(放置测温后的体温计)，必要时备棉絮
护理实施	核对与解释	核对患者信息，向患者解释操作目的
	测量体温	根据患者的病情选择合适的测量部位。①腋温测量：应先擦干腋窝下的汗液，将腋表水银端放于患者腋窝深处并紧贴皮肤，防止脱落。测量10 min后取出。②口温测量：应将口表水银端斜放于患者舌下，闭口3 min后取出。③肛温测量：肛表用20%肥皂液润滑，水银端插入肛门3～4 cm，3 min后取出，用消毒纱布擦拭体温计
	测量脉搏	1. 嘱患者取卧位或坐位，伸展手腕，将手臂放于舒适位置，以便于护士测量。 2. 护士将食指、中指、无名指的指端放在桡动脉搏动处，压力大小以能清晰触及脉搏搏动为宜。 3. 测量30 s，将所测得的数值乘2

续表

操作步骤		具体内容
护理实施	测量呼吸	1. 护士仍保持诊脉手势，分散患者的注意力，使患者处于自然呼吸的状态，观察患者胸部或腹部的起伏(一起一伏为一次呼吸)。 2. 测量 30 s，将所测得的数值乘 2
	测量血压	1. 选择体位：患者取坐位或仰卧位，被测肢体应与心脏处于同一水平(坐位平第 4 肋、卧位平腋中线)，卷袖露臂，手掌向上，肘部伸直，必要时脱袖，以免袖口过紧影响所测血压的准确性。 2. 放妥血压计，开启水银槽。 3. 驱尽袖带内的空气，将袖带橡胶管向下正对肘窝平整地缠于上臂中部，使袖带下缘距肘窝 2 ~ 3 cm，松紧以能放入 1 指为宜。 4. 加压注气：先触摸肱动脉搏动，再将听诊器胸件置于肱动脉搏动最明显处，关闭气门，充气至肱动脉搏动音消失后再升高 20 ~ 30 mmHg。 5. 缓慢放气：以 4 mmHg/s 的速度缓慢放气，注意肱动脉搏动音和水银柱刻度的变化，视线应与水银柱所指刻度保持同一高度。 6. 判断测值：当听到第 1 声搏动音时水银柱所指的刻度为收缩压，当搏动音突然减弱或消失时水银柱所指的刻度为舒张压。 7. 整理归位：测量后排尽袖带内的余气，整理袖带并放入盒内，将血压计盒盖右倾 45°，使水银全部回流槽内，关闭水银槽开关，平稳放置
	整理与记录	整理用物，洗手，做好记录
护理评价		1. 患者理解测量生命体征的意义、目的，主动配合，操作顺利。 2. 患者及其家属了解体温、脉搏、呼吸、血压的正常值及测量过程中的注意事项。 3. 护士测量方法正确、测量结果准确，测量过程中患者有安全感。 4. 进行有效沟通，患者感到满意
注意事项		—

三、多元评价

生命体征测量的多元评价见表 3-3。

表 3-3　生命体征测量的多元评价

评价项目/分	评价要点	分值/分	师评分/分	自评分/分	组评分/分	平均分/分	等级
学习态度 (20)	按时完成自主学习任务	10					
	认真观摩示教	5					
	积极参与合作	5					

续表

评价项目/分	评价要点	分值/分	师评分/分	自评分/分	组评分/分	平均分/分	等级
合作交流（30）	按流程规范操作	10					
	按小组分工合作练习	10					
	积极沟通	10					
学习效果（50）	按操作评分标准评价（表3-4），将100分折合为50分						
评分		组长签名：		教师签名：			

四、评分标准

生命体征测量的评分标准见表3-4

表3-4　生命体征测量的评分标准

程序	规范项目	分值/分	评分标准	得分
操作前准备	仪表端庄、着装整洁	2	一处不符合要求扣1分	
	核对医嘱、治疗单	2	一处不符合要求扣1分	
	评估：①询问、了解患者的身体状况；②正确评估患者状况，选择合适的测量方法；③向患者解释操作目的，取得配合	9	一处不符合要求扣3分	
	洗手	1	未洗手扣1分	
	用物准备：秒表、记录本、笔、体温计、血压计、听诊器、清洁容器（放置清洁体温计，在容器内垫消毒纱布），若测肛温，则备润滑剂、棉签、污染容器（放置测温后的体温计），必要时备棉絮	5	少一件或一件不符合要求扣0.5分，扣完5分为止	
操作流程	携用物至患者床旁，核对床号、姓名	2	一处不符合要求扣1分	
	告知患者配合方法，协助患者取舒适体位	4	一处不符合要求扣2分	
	体温测量：①根据病情、年龄等因素选择测温方法；②读取体温值后将体温计置于污染容器中	6	一处不符合要求扣3分	

续表

程序	规范项目	分值/分	评分标准	得分
操作流程	脉搏测量：①食指、中指、无名指指端力度适中地放于前臂掌侧桡动脉搏动处或其他浅大动脉搏动处诊脉，②对一般患者可以测量 30 s，将所测得的数值乘 2；对脉搏异常者，测量 1 min，核实后报告医生。③测量脉搏短绌者的脉搏时，应由两人同时测量 1 min，其中一人听心率，另一人测脉搏，记录为心率/脉率	9	一处不符合要求扣 3 分	
	呼吸测量：一般与脉搏测量同时进行，诊脉后将手指放于原处，保持诊脉姿势。①观察患者的胸、腹部，一起一伏为一次呼吸，测量 30 s，结将所测得的数值乘 2；②当呼吸微弱不易观察时，将少许棉絮置于患者鼻孔前，观察棉絮被吹动的次数，计数 1 min	6	一处不符合要求扣 3 分	
	血压测量：①协助患者取坐位或卧位，保持血压计位于零点、肱动脉与心脏处于同一水平；②驱尽袖带内的空气，将之平整地缠于患者的上臂中部，松紧以能放入 1 指为宜，下缘距肘窝 2 ~ 3 cm；③将听诊器置于肱动脉处；④按照要求测量血压，正确判断收缩压与舒张压；⑤测量完毕，解开袖带，排尽袖带内的余气，关闭血压计	15	一处不符合要求扣 3 分	
	协助患者取舒适体位，整理床单元及用物	2	一处不符合要求扣 1 分	
	洗手	1	未洗手扣 1 分	
	记录	1	未记录扣 1 分	
操作后评价	按消毒技术规范要求分类处理使用后的物品	3	不符合要求扣 3 分	
	正确指导患者：①告知患者测量过程中的注意事项；②根据患者的实际情况，指导其学会正确的测量方法	4	一处不符合要求扣 2 分	

续表

程序	规范项目	分值/分	评分标准	得分
操作后评价	语言通俗易懂、态度和蔼、沟通有效	3	一处不符合要求扣 1 分	
	全程动作熟练、规范、符合操作原则	3	一处不符合要求扣 1 分	
回答问题	体温测量：具体如下。①目的：a. 测量、记录患者体温；b. 监测体温变化，分析热型及伴随症状。②注意事项：a. 为婴幼儿、意识不清或不合作的患者测量时，护士须守候在旁；b. 如有影响体温测量的因素，则应当推迟 30 min 测量；c. 若发现体温和病情不符，则应当复测体温；d. 对极度消瘦的患者不宜测腋温；e. 如患者不慎咬碎体温计，则应立即清除玻璃碎屑，再嘱患者口服蛋清或牛奶，以延缓对水银的吸收。对病情允许者，可服用粗纤维含量丰富的食物，以加快对水银的排泄	7	一处回答不全或回答错误扣 1 分	
	脉搏测量：具体如下。①目的：a. 测量患者脉搏，判断有无异常情况；b. 监测脉搏变化，间接了解心脏的情况。②注意事项：a. 如患者有紧张、剧烈运动、哭闹等情况，则应待其稳定后再测量；b. 对脉搏短绌者按要求测量脉搏，即一名护士测脉搏，另一名护士听心率，同时测量 1 min	4	一处回答不全或回答错误扣 1 分	
	呼吸测量：具体如下。①目的：a. 测量患者的呼吸频率；b. 监测呼吸变化。②注意事项：a. 呼吸频率会受到意识影响，测量时不必告诉患者；b. 如患者有紧张、剧烈运动、哭闹等情况，则应待其稳定后再测量；c. 对呼吸不规律的患者及婴儿，应当测量 1 min	5	一处回答不全或回答错误扣 1 分	

续表

程序	规范项目	分值/分	评分标准	得分
回答问题	血压测量：具体如下。①目的：a. 测量、记录患者的血压，判断有无异常情况；b. 监测血压变化，间接了解循环系统的功能状况。②注意事项：a. 保持测量者的视线与血压计水银柱的刻度平行；b. 对需长期监测血压的患者，应做到“四定”（定时间、定部位、定体位、定血压计）；c. 按照要求选择合适的袖带；d. 若衣袖过紧或太多，则应脱掉衣服，以免影响测量结果	6	一处回答不全或回答错误扣 1 分	
总分	—	100	—	

（韦艳娜）

任务 4　一般患者入院宣教

一般患者入院宣教的内容具体如下。

（1）接待护士带领患者及其家属熟悉病区环境，介绍医院设备设施（如微波炉、床头铃、卫生间紧急呼叫铃、卫浴设施等）的使用方法及注意事项。

（2）介绍本科室的主任、护士长、管床医生、责任护士等。

（3）告知患者住院期间应遵守医院规定和作息时间，保持病房和病区安静，不要在病区喧哗，不要影响病友休息，严禁在病房内吸烟，严禁将头伸出窗外和攀爬窗口，以免造成不良后果。

（4）告知患者及其家属住院期间患者的饮食由医生依病情而定，需要医院提供膳食的，需办理缴费手续，领取饭卡，且应与配餐员预定餐次，由配餐员配送至病区。

（5）请患者及其家属爱护公物，节约水电，遵守卫生管理条例，不得损坏和移动相关设施设备。病床床头的电源插口为紧急抢救专用及治疗专用，为安全起见，请不要用于手机充电。

（6）未经同意，请勿擅自进入检查室、治疗室和医护办公室。不能擅自翻阅病历和其他医疗与护理文件。

（7）服用自带药品前，应当提前告诉主管医生，并征得主管医生同意，以免因发生药物叠加作用而损害健康和影响诊断、治疗。静脉输液期间，护士会按照医嘱调节滴速，患者及其家属切勿随意调节，如出现异常，则应及时联系护士。

（8）患者在住院期间，未经主管医生书面同意，不得自行离开医院。

（9）在住院过程中，如需要进行特殊检查、特殊治疗、手术和实验性医疗等，则应当由患者或其家属签署相应的知情同意书。告知患者及其家属知情同意书一经双方签署，就具有相应的法律效力，请患者及其家属正确行使自己的合法权利。

（韦秀才）

任务5 急诊患者入院护理流程

一、非手术科室急诊患者入院护理流程

非手术科室急诊患者入院护理流程见表5-1。

表5-1 非手术科室急诊患者入院护理流程

入院护理流程	具体内容
急诊科护士电话通知病区	“您好，有一位患某病的患者马上要收入您的病房，请做相关准备。”根据病情提醒准备吸氧、吸引等急救设备
病区护士准备床单位及用物	接到电话后，病区护士应根据病情安排抢救床位，准备好氧气装置、中心吸引器、心电监护仪、抢救车等，对不能翻身的患者酌情备气垫床
支助服务部人员护送患者至病区	危重患者应由医生、护士陪同，护送途中保持输液管路通畅，注意保暖，确保患者安全
责任护士迎接新患者	将患者安置妥当，必要时安置在重症监护病房，密切观察患者生命体征及病情的变化，注意皮肤、输液、引流等情况，填写急诊科“入院、转科交接班表”，与护送人员做好交接班
通知医生查看患者	配合医生进行救治
采取治疗、抢救措施	根据病情需要测量生命体征，采取护理措施(如吸氧、建立静脉通道、使和心电监护仪等)，根据医嘱用药及采取各项护理措施
填写表格，戴腕带	填写床头卡、患者一览卡，打印腕带并双人核对，为患者规范地戴上腕带
做好入院介绍	护士应对家属说：“您好，经过我们的抢救处理，现在患者的情况暂时稳定，我来为您做入院介绍。患者暂时由其他护士照看，我先带您熟悉一下病房环境，好吗?”向家属介绍：腕带、床单位、病区环境、订餐时间、热水开放时间；探视、作息、陪伴制度；管床医生、责任护士、护士长；消防安全、微波炉使用常识、呼吸器的使用方法及物品保管等安全须知
进行护理体检，填写护理文书	进行卫生处置，落实“三短九洁”(“三短”指头发、胡须、指甲短；“九洁”指头发、眼、身、口、鼻、手(足)、会阴、肛门、皮肤清洁)，协助患者更换患者服。评估患者，在家属协助下收集患者资料，完成护理病历的书写
联系配餐员订餐	根据病情及其需求为患者订餐，及时送开水至病房
向家属反馈	“您好，经过抢救治疗，患者病情现在相对稳定，请您不要担心。”如患者病情危重，正在抢救中，则应告诉家属：“患者病情较重，医生和护士正在尽全力抢救，请您先休息，有情况我们随时告知您……刚才为您做的介绍还有什么不清楚的吗？如果有需要我们帮助的地方，请随时与我们联系。”

二、手术科室急诊患者入院护理流程

手术科室急诊患者入院护理流程见表 5-2。

表 5-2　手术科室急诊患者入院护理流程

入院护理流程	具体内容
急诊科护士电话通知病区	“您好，有一位患某病的患者马上要收入您的病房，请做好相关准备。”根据病情提醒准备吸氧、吸引等急救设备
病区准备床单位及用物	根据病情安排抢救床位，准备好抢救用物，根据病情提前准备氧气、中心吸引器、心电监护仪、抢救车等，对不能翻身的患者酌情备气垫床
支助服务部人员护送患者至病区	危重患者应由医生、护士陪同，护送途中保持输液管路通畅，注意保暖，保护患者安全
责任护士迎接新患者	迅速将患者安置妥当，必要时安置在重症监护病房，密切观察患者生命体征及病情的变化，注意皮肤、输液、引流等情况，填写急诊科“入院、转科交接班表”，与护送人员做好交接班
通知医生看患者	配合医生进行救治
采取治疗、抢救措施	根据病情需要测量生命体征，可采取护理措施(如氧气吸入、建立静脉通道、使用心电监护仪等)，根据医嘱用药及采取各项护理措施
填写表格，戴腕带	填写床头卡、患者一览卡，打印腕带并双人核对，为患者规范地戴上腕带
做好入院介绍	向家属介绍：床单位、病区环境、热水开放时间；探视、作息、陪伴制度；管床医生、责任护士、护士长；消防安全、微波炉使用常识、呼叫器使用方法；疾病相关知识
进行护理体检，填写护理文书	评估患者，进行卫生处置，落实“三短九洁”，协助患者更换患者服
联系配餐员订餐	根据病情需要订餐，及时送开水至病房
向家属反馈	询问家属有无不清楚或需要帮助的地方

(肖泽凤)

任务 6　运送患者法

一、基本信息

运送患者法的基本信息见表 6-1。

表 6-1　运送患者法的基本信息

项目	基本内容
任务名称	运送患者法

续表

项目	基本内容
任务学时	2 学时
任务目的	1. 运送不能行走、但能坐起的患者。 2. 帮助患者离床活动，促进血液循环和体力恢复。 3. 运送不能起床的患者入院，做各种特殊检查、治疗、手术等
案例导入	患者，女，59 岁，因散步时不慎滑倒导致右脚踝扭伤而入院，遵医嘱需做 CT 检查，护士应选择哪种运送工具送患者去做检查
任务分析	患者清醒，右脚扭伤，家人背进医院时，护士可选择轮椅接送患者到急诊科，以方便后面的检查及诊治运送
学习任务	1. 学习独立分析、判断患者的病情、需求并独立解决问题的能力。 2. 根据病情快速、及时地选择适合患者的运送用具，合理利用现有资源帮助患者解决问题。 3. 操作过程中注意患者病情变化，加强沟通，嘱咐患者做好配合，告知患者及其家属使用轮椅、平车时的注意事项

二、工作流程

（一）操作流程

运送患者法的操作流程见图 6-1。

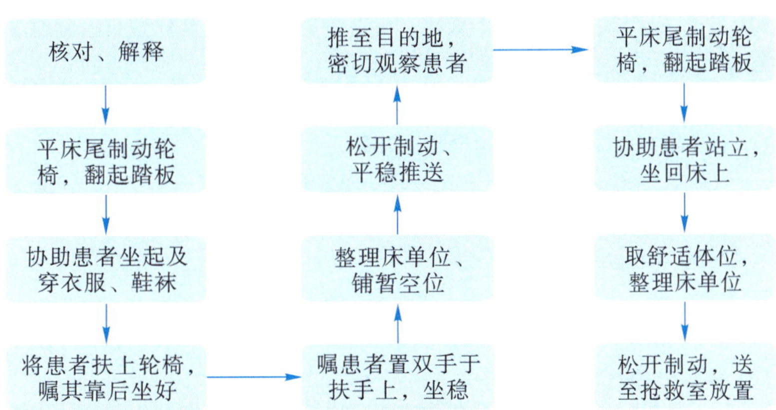

图 6-1　运送患者法的操作流程

（二）操作步骤

运送患者法的操作步骤见表 6-2。

表 6-2　运送患者法的操作步骤

操作步骤	具体内容
护理评估	1. 评估患者的一般情况及认知反应，如年龄、体重、躯体活动度、意识等。 2. 评估轮椅性能是否良好。 3. 评估季节和室内、外温度
护理计划	1. 患者准备：患者了解轮椅运送的目的、方法及注意事项，愿意配合。 2. 护士准备：保持着装整洁，洗手，戴口罩。 3. 环境准备：通道通畅、地面防滑。 4. 用物准备：根据病情准备轮椅(图 6-2)、平车(必要时备木板和大单)、毛毯、枕头等
护理实施	1. 核对患者，询问病情，向患者及其家属解释操作的目的、过程及注意事项，取得其配合。 2. 将床旁椅放到床尾，推轮椅至床尾，面向床头，椅背与床尾平齐，翻起踏板，制动。 3. 冬天应嘱患者增添衣服或备小毛毯。 4. 协助患者坐起并穿好外套、鞋袜。 5. 患者面向护士，双手环抱护士颈部，护士双手抱患者腰部，协助其下床。 6. 嘱患者双手扶轮椅扶手，然后转身坐入轮椅；翻下踏板，将患者双脚置于踏板上；患者双手放扶手上，身体往后靠椅背，坐稳，不可前倾，系好安全带。如有需要，则可盖上小毛毯。 7. 整理好床单位，铺暂空床。 8. 松开制动，推患者去做检查，进、出病房门时应先将轮椅停稳、制动，将门打开后，再返回松开制动并将轮椅推出去，不可用轮椅推、撞门。 9. 在运送到目的地的过程中要密切观察患者的病情变化。 10. 下轮椅时，先将轮椅推至床尾，面向床头，制动，翻起踏板，协助患者站起，慢慢转身并坐回床上。 11. 协助患者取舒适卧位，盖好被子，拉起床栏。 12. 将轮椅制动松开，推回到抢救室放置
护理评价	1. 运送过程中患者安全、舒适。 2. 护士动作轻、稳、协调一致。 3. 如有治疗，则在转运过程中不可中断，保持导管通畅。 4. 平车运送时，患者的头部位于大轮端，上、下坡时，应保持患者的头部始终在高处，以免引起不适。 5. 搬运骨折患者时，需在平车上垫木板
注意事项	1. 使用轮椅前，应检查其性能是否完好，确保患者安全。 2. 推轮椅时，应控制车速，确保平稳，使患者感到舒适。 3. 根据室外温度适当增加衣服、盖被，注意保暖，防止受凉。 4. 运送过程中注意观察患者的病情变化

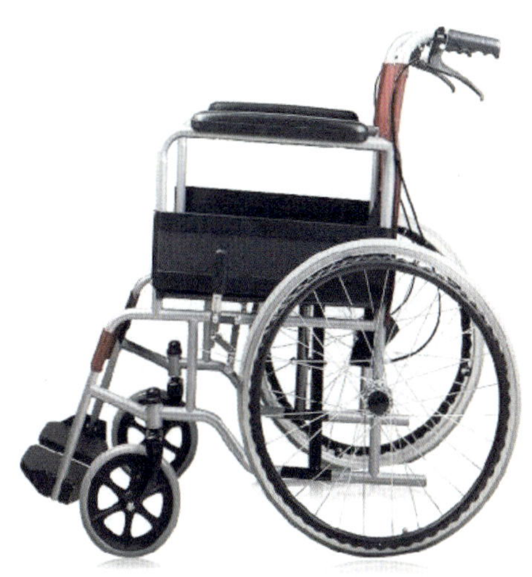

图6-2　轮椅

三、多元评价

运送患者法的多元评价见表6-3。

表6-3　运送患者法的多元评价

评价项目/分	评价要点	分值/分	师评分/分	自评分/分	组评分/分	平均分/分	等级
学习态度（20）	按时完成自主学习任务	10					
	认真观摩示教	5					
	积极参与合作	5					
合作交流（30）	按流程规范操作	10					
	按小组分工合作练习	10					
	积极沟通	10					
学习效果（50）	按操作评分标准评价（表6-4），将100分折合成50分						
评分：		组长签名：		教师签名：			

四、评分标准

运送患者法的评分标准见表6-4。

表 6-4　运送患者法的评分标准

<table>
<tr><th colspan="2" rowspan="2">程序</th><th rowspan="2">分值/分</th><th rowspan="2">考核评价要点</th><th colspan="3">评分等级</th><th rowspan="2">得分</th></tr>
<tr><th>A</th><th>B</th><th>C</th></tr>
<tr><td colspan="2">护士仪表</td><td>4</td><td>着装整洁、举止端庄</td><td>4</td><td>3</td><td>2</td><td></td></tr>
<tr><td colspan="2" rowspan="3">护理评估</td><td rowspan="3">8</td><td>了解患者情况充分</td><td>2</td><td>1</td><td>0</td><td></td></tr>
<tr><td>了解病房情况充分</td><td>2</td><td>1</td><td>0</td><td></td></tr>
<tr><td>推轮椅进入病房后活动范围足够、方向合理</td><td>4</td><td>3</td><td>2</td><td></td></tr>
<tr><td rowspan="3">护理计划</td><td>环境准备</td><td rowspan="3">8</td><td>符合操作要求，没有其他治疗</td><td>2</td><td>1</td><td>0</td><td></td></tr>
<tr><td>护士准备</td><td>洗手、戴口罩正确</td><td>2</td><td>1</td><td>0</td><td></td></tr>
<tr><td>用物准备</td><td>准备齐全、放置合理</td><td>4</td><td>3</td><td>2</td><td></td></tr>
<tr><td rowspan="16">护理实施</td><td rowspan="2">核对患者</td><td rowspan="2">6</td><td>核对患者正确</td><td>2</td><td>1</td><td>0</td><td></td></tr>
<tr><td>推轮椅进病房放置方法正确</td><td>4</td><td>3</td><td>2</td><td></td></tr>
<tr><td rowspan="2">移开桌椅</td><td rowspan="2">6</td><td>移开床旁桌椅至合适位置</td><td>3</td><td>2</td><td>1</td><td></td></tr>
<tr><td>移动时未发出声响</td><td>3</td><td>2</td><td>1</td><td></td></tr>
<tr><td rowspan="2">固定轮椅</td><td rowspan="2">8</td><td>轮椅放置平床尾、位置正确</td><td>4</td><td>3</td><td>2</td><td></td></tr>
<tr><td>轮椅手闸制动</td><td>4</td><td>3</td><td>2</td><td></td></tr>
<tr><td rowspan="4">搬运患者</td><td rowspan="4">32</td><td>搬运者站位正确</td><td>8</td><td>6</td><td>4</td><td></td></tr>
<tr><td>托住患者身体部位正确</td><td>8</td><td>6</td><td>4</td><td></td></tr>
<tr><td>与患者相互配合，动作协调</td><td>8</td><td>6</td><td>4</td><td></td></tr>
<tr><td>安置患者坐下、翻起踏板放双脚正确</td><td>8</td><td>6</td><td>4</td><td></td></tr>
<tr><td rowspan="2">妥善安置</td><td rowspan="2">6</td><td>背部向后靠、双手置于扶手上正确</td><td>3</td><td>2</td><td>1</td><td></td></tr>
<tr><td>安置检查各种管路方法正确</td><td>3</td><td>2</td><td>1</td><td></td></tr>
<tr><td>检查安全带</td><td>4</td><td>检查安全带正确</td><td>4</td><td>3</td><td>2</td><td></td></tr>
<tr><td rowspan="2">移回桌椅</td><td rowspan="2">6</td><td>床旁桌椅移回到位</td><td>3</td><td>2</td><td>1</td><td></td></tr>
<tr><td>移动时未发出响声</td><td>3</td><td>2</td><td>1</td><td></td></tr>
<tr><td>整理床单位</td><td>2</td><td>铺暂空床</td><td>2</td><td>1</td><td>0</td><td></td></tr>
<tr><td colspan="2" rowspan="4">护理评价</td><td rowspan="4">10</td><td>操作熟练规范，符合节时、省力原则</td><td>3</td><td>2</td><td>1</td><td></td></tr>
<tr><td>搬运时动作协调一致</td><td>3</td><td>2</td><td>1</td><td></td></tr>
<tr><td>患者安全、舒适</td><td>2</td><td>1</td><td>0</td><td></td></tr>
<tr><td>操作时间不超过 5 min</td><td>2</td><td>1</td><td>0</td><td></td></tr>
<tr><td colspan="2">关键缺陷</td><td>—</td><td>轮椅位置放置不正确，车闸制动未固定，搬运患者时动作粗鲁，背、手放置不恰当，各种管路安置不妥当等均不及格</td><td>—</td><td>—</td><td>—</td><td></td></tr>
<tr><td colspan="2">总分</td><td>100</td><td>—</td><td>—</td><td>—</td><td>—</td><td></td></tr>
</table>

（刘柳萱）

模块 2　护理风险评估

任务 7　日常生活活动能力评估

一、概念

日常生活活动(activity of daily living, ADL)是人们为了独立生活而每天必须反复进行的最基本、最具有共同性的动作群，包括衣、食、住、行和个人卫生等基本动作。

二、ADL 能力的评定

ADL 能力的评定主要采用 ADL 能力量表。ADL 能力量表包括进餐，洗澡，修饰，穿衣，控制大便，控制小便，如厕，床椅转移，平地行走及上、下楼梯 10 项内容，每项内容根据是否需要帮助及其程度可分为 15 分、10 分、5 分、0 分等，满分为 100 分。ADL 能力的评定方式：由评估者发出动作指令，让患者实际去做，逐项观察患者进行活动的能力。

表 7-1　ADL 能力量表(Barthel 指数评定量表)

姓名：　　　　性别：　　　　年龄：　　　　床号：　　　　住院号：

项目	评分	标准	实际得分	备注
进食	0 分	需极大帮助，或完全依赖他人，或留置胃管		
	5 分	需部分帮助		
	10 分	可独立进食		
洗澡	0 分	在洗澡过程中需他人帮助		
	5 分	准备好洗澡水后，可自己独立完成洗澡过程		
修饰	0 分	需他人帮助		
	5 分	可自己独立完成		
穿衣	0 分	需极大帮助或完全依赖他人		
	5 分	需部分帮助		
	10 分	可独立完成		

续表

项目	评分	标准	实际得分	备注
控制大便	0 分	完全失控		
	5 分	偶尔失控或需要他人提示		
	10 分	可控制大便		
控制小便	0 分	完全失控或留置导尿管		
	5 分	偶尔失控或需要他人提示		
	10 分	可控制小便		
如厕	0 分	需极大帮助或完全依赖他人		
	5 分	需部分帮助		
	10 分	可独立完成		
床椅转移	0 分	完全依赖他人		
	5 分	需极大帮助		
	10 分	需部分帮助		
	15 分	可独立完成		
平地行走	0 分	完全依赖他人		
	5 分	需极大帮助		
	10 分	需部分帮助		
	15 分	可独立在平地上行走 45 m		
上、下楼梯	0 分	需极大帮助或完全依赖他人		
	5 分	需部分帮助		
	10 分	可独立上、下楼梯		
得分：				
ADL 能力等级：				
评估者：				

注：Barthel 指数评定量表评分（满分 100 分）结果：≤40 分为重度依赖，全部需他人照顾；41～60 分为中度依赖，大部分需他人照顾；61～99 分为轻度依赖，少部分需他人照顾；100 分为不依赖，无须他人照顾。

三、护理措施

对重度依赖者提供以下护理措施；对中度依赖者或轻度依赖者协助提供以下护理措施。

（1）协助患者进行面部清洁、梳头。

（2）进行口腔护理。

（3）进行会阴护理。

（4）进行足部清洁。

(5)协助患者进食、进水。

(6)协助患者进行床上活动。

(7)需要时协助患者在床上使用便器。

(8)根据病情进行床上擦浴。

(9)协助患者进行床上洗头，每周 1 次。

(10)需要时协助患者穿衣。

（韦艳飞，陆美林）

任务 8 营养评估

影响营养评估的因素有生理因素、疾病因素、心理因素、社会文化因素等。营养评估的方法主要包括体格检查、人体测量、饮食状况评估等。

一、体格检查

体格检查指通过检查患者的体重、皮肤、指甲、毛发、皮下脂肪、肌肉和骨骼等，初步评定患者的营养状况的方法。营养不良者的身体征象见表 8-1。

表 8-1 营养不良者的身体征象

部位	身体征象
外貌和活力	消瘦、发育不良、易疲劳
皮肤	无光泽、干燥、弹性差、肤色过淡或过深
指甲	粗糙、无光泽、易断裂
毛发	干燥稀疏、无光泽
口唇	肿胀、口角干裂
肌肉	松弛无力、皮下脂肪薄
骨骼	肋间隙、锁骨上窝凹陷，肩胛骨和髂骨突出

二、人体测量

男性标准体重 = 身高(cm)-105。

女性标准体重 = 身高(cm)-100 -2.5。

正常体重 = 标准体重±10%。

超重：体重大于标准体重 10%、不足 20%。

轻度肥胖：体重大于标准体重 20%、不足 30%。

中度肥胖：体重大于标准体重 30%、不足 50%。

重度肥胖：体重大于标准体重 50% 以上。

体重指数(BMI) = 体重(kg)/身高(m)^2，单位为 kg/m^2(中国居民正常体重标准：

正常者的 BMI 为 18.5～23.9 kg/m²，超重者的 BMI 为 24.0～27.9 kg/m²，肥胖者的 BMI≥28.0 kg/m²）。

三、饮食状况评估

进行饮食状况评估时，应注意评估：患者摄入食物的量、种类及比例；用餐时间长短、饮食习惯、食欲；生活方式；有无食物过敏史；目前疾病及用药情况。

（韦艳飞，陆美林）

任务 9　压疮风险评估

压疮是因身体局部组织长时间受压，血液循环障碍，局部持续缺血、缺氧、营养不良而导致的软组织溃烂和坏死。临床上主要使用布雷登（Braden）压疮危险因素预测量表（表 9-1）进行评估，通过评分方式对患者发生压疮的危险性进行评估，以便及时采取有针对性的护理措施，避免护理工作中的盲目性和被动性。

表 9-1　布雷登压疮危险因素预测量表

科室：　　姓名：　　性别：　　年龄：　　床号：　　住院号：

评估内容	评分标准	评估日期			
感觉	完全丧失 1 分；严重丧失 2 分；轻度丧失 3 分；未受损 4 分				
潮湿	持续潮湿 1 分；潮湿 2 分；偶尔潮湿 3 分；很少潮湿 4 分				
活动力	限制卧床 1 分；可以坐椅子 2 分；可偶尔行走 3 分；可经常行走 4 分				
移动力	完全无法移动 1 分；严重受限 2 分；轻度受限 3 分；未受限 4 分				
营养	非常差 1 分；可能不足 2 分；足够好 3 分；良好 4 分				
摩擦力与剪切力	有 1 分；潜在危险 2 分；无 3 分				
得分：					

注：布雷登压疮危险因素预测量表的适用人群为卧床、截瘫、大小便失禁、坐轮椅、大手术后、意识不清、病情危重及营养不良的患者。评估时间：入院后 2 h，由责任护士评估。评估频率：对总分≤12 分者，每日评估 1 次；对 13 或 14 分者，每 3 天评估 1 次；对 15 或 16 分者，每周评估 1 次；若患者病情出现变化，则应随时进行评估。

根据压疮的临床表现、严重程度和侵害深度，可将压疮分为 4 期（表 9-2）。

表 9-2 压疮分期

分期	具体表现
淤血红润期	此期为压疮初期，受压的局部皮肤出现红、肿、热、麻木或触痛，但皮肤表面无破损
炎性浸润期	红肿部位继续受压，血液循环情况仍得不到改善，受压皮肤表面颜色转为紫红，皮下产生硬结，表皮出现水疱。水疱极易破溃，破溃后可显露出潮湿红润的创面。患者感觉疼痛
浅度溃疡期	表皮水疱破溃后，可显露出潮湿红润的创面，有黄色渗出液，感染后表面有脓液覆盖，致使浅层组织坏死，形成溃疡，患者感觉疼痛加重
坏死溃疡期	感染向周边及深部扩展，侵入真皮下层和肌层，可达骨面。脓性分泌物增多，坏死组织发黑，有臭味，严重者可因细菌入血而引起败血症

（韦艳飞）

任务 10 跌倒、坠床风险评估

患者跌倒、坠床风险评估的工作流程见图 10-1。

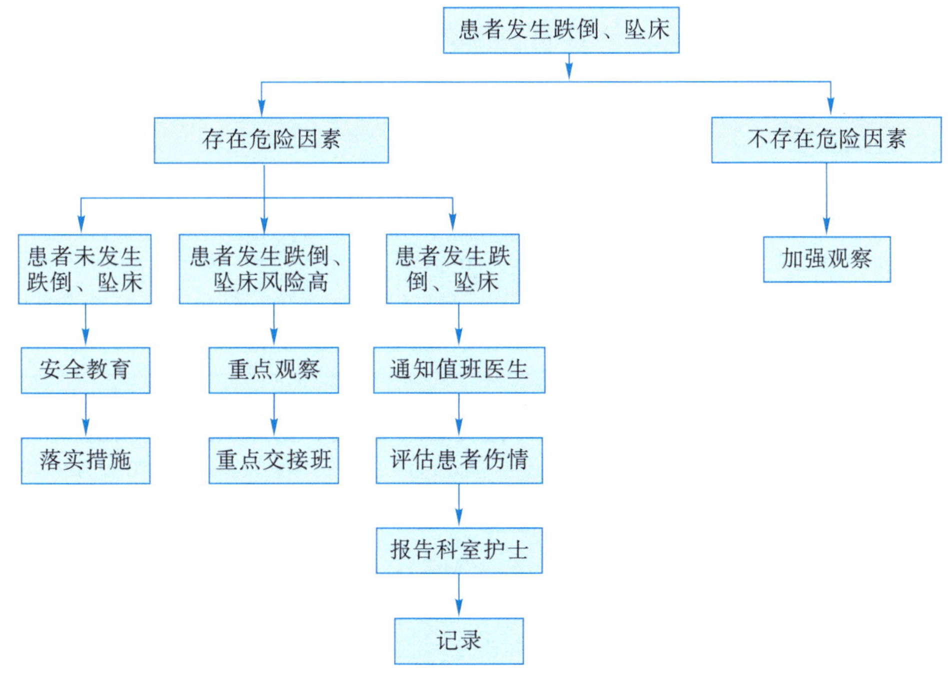

图 10-1 患者跌倒、坠床风险评估的工作流程

跌倒、坠床风险评估见表 10-1。

表 10-1　跌倒、坠床风险评估

科室：　　　姓名：　　　性别：　　　年龄：　　　床号：　　　住院号：

评估内容	分值/分	评估标准	标准分/分	评估日期		
精神状况	3	昏睡或昏迷	1			
		嗜睡	2			
		意识模糊，或躁动，或谵妄，或痴呆	3			
活动情况	4	仅能床上活动	2			
		行走需要帮助，或使用辅助工具，或步态不稳，或站立时有平衡障碍	4			
年龄因素	2	>60 岁或<12 岁	2			
疾病因素：低血压(包括体位性低血压)、眩晕症、帕金森综合征、癫痫发作、贫血、短暂性脑缺血发作、严重营养不良、关节疾病	3	患 1 种疾病	2			
		患 2 种及 2 种以上疾病	3			
用药情况：麻醉药、抗组胺类药、缓泻剂或导泻药、利尿剂、降压药、降糖药、抗惊厥药、抗抑郁药、镇静催眠药	3	使用任意一类药物	1			
		使用任意两类药物	2			
感觉功能	3	单眼或双眼矫正视力<0. 3	1			
		单盲或视野缺损	2			
		双盲或双眼包扎	3			
跌倒史	2	入院前 3 个月内有跌倒史	2			
得分：						
评估者：						

注：分数越高，表示风险越大。3 ~ 8 分为轻度风险；9 ~ 14 分为中度风险；15 ~ 20 分为高度风险。

跌倒、坠床的预防措施及实施情况见表 10-2。

表 10-2　跌倒、坠床的预防措施及实施情况

预防措施	实施情况
保持地面无水渍、无障碍物，病房及活动区域灯光充足，必要时使用床栏	
对评估结果为高度风险的患者，在床尾悬挂预防跌倒标识，加强巡视，严格交接班，留人陪护	

续表

预防措施	实施情况
告知患者及其家属可能导致跌倒的原因，将患者日常用物及呼叫器放于可及处	
指导患者穿长短合适的衣裤及防滑鞋，提醒患者下床时若有必要，则寻求帮助，外出检查时使用轮椅并由专人护送	
护士长督促检查防跌倒措施的落实情况	
责任护士：	

注：①对60岁以上的患者均应进行评估，入院后每周评估1次，手术后应重新评估；②评分15～20分者属高度风险者，对其请落实本表中的预防措施。若已实施，则请打“√”。

（韦艳飞）

任务11　疼痛的评估及护理

一、疼痛的分类

疼痛是由组织损伤或潜在组织损伤引起的不愉快感觉和情感体验。临床上按病情长短可将疼痛分为短暂性疼痛、急性疼痛和慢性疼痛三类（表11-1）。

表11-1　按病情长短的疼痛分类

类型	特点
短暂性疼痛	一过性疼痛发作，由轻微损伤刺激引起，持续时间短暂
急性疼痛	急性发作，持续时间短或呈持续状态，常有明显的损伤存在
慢性疼痛	发病缓慢或由急性疼痛转化而来，持续时间长或呈间断发作

二、疼痛程度的评估

（一）0～5文字描述性疼痛量表

详见表11-2。

表11-2　0～5文字描述性疼痛量表

分级	疼痛特点	具体表现
0级	无疼痛	—
1级	轻度疼痛	能正常生活、睡眠
2级	中度疼痛	适当干扰睡眠，需用止痛药
3级	重度疼痛	干扰睡眠，需用麻醉止痛药
4级	剧烈疼痛	干扰睡眠较重，伴有其他症状
5级	无法忍受的疼痛	严重干扰睡眠，伴有其他症状或需取被动体位

(二)数字评分法

数字评分法：用 0～10 代表不同程度的疼痛：0 为无痛，1～3 为轻度疼痛(疼痛尚不影响睡眠)，4～6 为中度疼痛，7～9 为重度疼痛(不能入睡或睡眠中痛醒)，10 为剧痛(图 11-1)。评估时可询问患者疼痛的严重程度，做出标记，或者让患者自己圈出一个最能代表自身疼痛程度的数字。此方法目前在临床上较为通用。

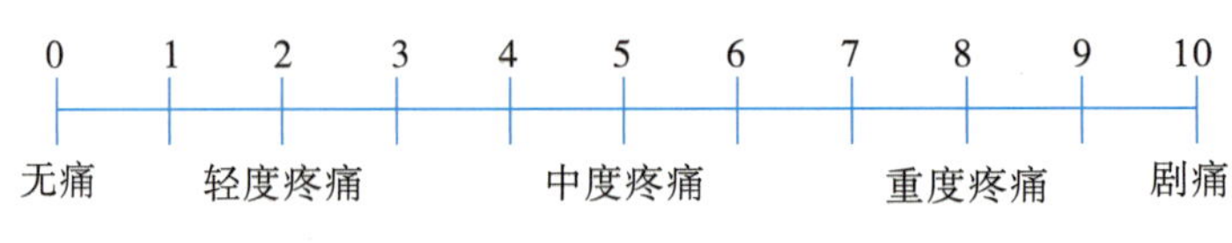

图 11-1　数字评分法

(三)面部表情疼痛评估

评估时要求患者选择一张最能表达其疼痛的脸谱(图 11-2)。

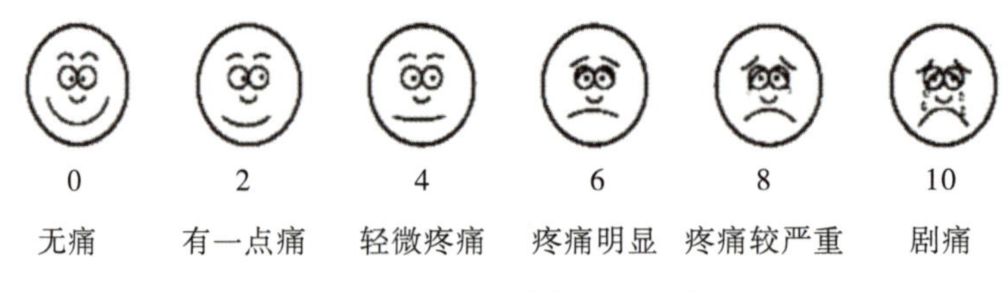

图 11-2　面部表情疼痛评估

三、疼痛的护理

疼痛的护理见表 11-3。

表 11-3　疼痛的护理

护理措施	具体内容
基础护理	提供安静、舒适的病房环境；取合适的体位；做好皮肤、口腔等的护理
药物疗法(世界卫生组织三阶梯镇痛原则)	轻度疼痛用非阿片类药； 中度疼痛用弱阿片类药±非阿片类药； 重度疼痛用强阿片类药±弱阿片类药
心理疗法	建立良好的护患关系，关心、体贴、理解患者，准确评估患者的心理状况，增加患者战胜疼痛的信心
非药物疗法	皮肤刺激法、按摩法、冷疗、热疗

注：世界卫生组织三阶梯镇痛原则为首选口服、按时给药、注意具体细节、关注危险因素、做到剂量个体化、按阶梯给药。

(韦艳飞，农惠玲)

任务 12 血栓风险评估

血栓包括深静脉血栓及浅静脉血栓两类。血栓的发生，主要在高脂血症等心血管风险因素的影响下，血管内壁逐渐受到损伤，血液中过多的脂质逐渐沉积于血管壁下方，进而形成黄色粥样的脂质核心，或是在患者血管壁受到外伤的情况下使血液凝固形成血栓。血栓的存在，容易造成患者血管腔狭窄，影响血液供应，导致肢体和大脑等组织发生缺血性疾病。血栓脱落后容易引起下肢血栓栓塞性疾病，造成肢体缺血甚至坏死。若栓子到达肺、脑、心等，则容易引发相应部位的梗死，从而威胁到生命健康。血栓风险因素评估常用的工具是血栓风险评估量表(Padua 评估量表)，详见表 12-1。

表 12-1 Padua 评估量表

科室： 姓名： 性别： 年龄： 床号： 住院号：

高危风险因素	分值/分	评估日期			
年龄≥70 岁	1				
心脏和(或)呼吸衰竭	1				
急性心肌梗死和(或)缺血性脑卒中	1				
急性感染和(或)风湿性疾病	1				
肥胖(体重指数≥30 kg/m^2)	1				
正在进行激素治疗	1				
近期(≤1 个月)发生创伤或接受过外科手术	2				
活动性恶性肿瘤，患者先前由局部或远端转移和(或)6个月内接受过化疗和放疗	3				
既往患静脉血栓栓塞症	3				
制动，患者身体原因或遵医嘱需卧床休息≥3 d	3				
遗传性抗凝血酶缺陷症、遗传性蛋白 C 或蛋白 S 缺乏症、leiden V 因子突变、凝血酶原 G20210A 突变、抗磷脂综合征	3				
无以上风险	0				
总分：					
评估结果：					
评估者：					

注：0~3 分为低度危险，≥4 分为高度危险；评估时机包括患者入院或转院 24 h 内、手术前、术后当日、病情变化时、出院时；对评估≥1 分者，建立 Padua 评估量表并记录，实施相关护理措施。

（韦艳飞，农惠玲）

任务 13　护理分级

护理分级指患者在住院期间，医护人员根据病情和(或)ADL 能力进行评定后确定的护理级别。护理级别依据患者病情和 Barthel 指数评定量表可分为特级护理、一级护理、二级护理和三级护理 4 个级别(表 13-1)。

表 13-1　分级护理

护理级别	使用对象	护理内容
特级护理	病情危重的患者	专人 24 h 护理
一级护理	病情较重、自理能力重度依赖的患者	每 1 h 巡视 1 次
二级护理	病情稳定、自理能力轻度依赖的患者	每 2 h 巡视 1 次
三级护理	病情稳定、生活基本能够自理的患者	每 3 h 巡视 1 次

(韦艳飞)

模块 3　患者的舒适与安全

任务 14　卧位安置

一、基本信息

卧位安置的基本信息见表 14-1。

表 14-1　卧位安置的基本信息

项目	基本内容
任务名称	卧位安置
任务学时	2 学时
任务目的	1. 正确的卧位可使患者感到舒适，减少疲劳。 2. 正确的卧位能减轻某些疾病的症状。 3. 正确的卧位有利于进行检查、治疗及手术
案例导入	患者，女，35 岁，因宫外孕破裂出血入院，出现胸闷、面色苍白、出冷汗、脉细弱等症状。检查发现，患者血压为 50/30 mmHg，心率为 139 次/分，呼吸频率为 26 次/分，体温为 36 ℃。护士应如何为该患者安置体位
任务分析	患者胸闷、面色苍白、出冷汗、脉细弱、血压 50/30 mmHg，应安置中凹卧位(休克体位)
学习任务	1. 学会评估并针对患者病情分析、判断正确卧位的安置。 2. 在安置卧位时，注意保证患者安全。 3. 操作过程中注意节时、省力原则，做到动作连贯、轻稳

二、工作流程

(一)操作流程

卧位安置的操作流程见图 14-1。

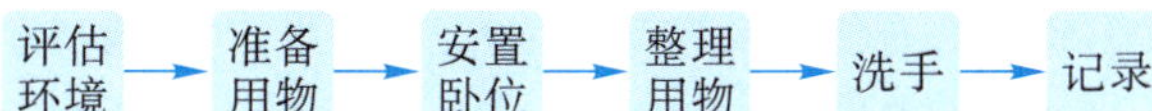

图 14-1　卧位安置的操作流程

（二）操作步骤

卧位安置的操作步骤见表 14-2。

表 14-2　卧位安置的操作步骤

<table>
<tr><th colspan="2">操作步骤</th><th>具体内容</th></tr>
<tr><td colspan="2">护理评估</td><td>1. 了解患者的意识状态、病情、肢体活动及合作程度。
2. 评估周围环境，必要时用屏风或床帘遮挡。
3. 解释卧位安置的目的、操作步骤和配合方法</td></tr>
<tr><td colspan="2">护理计划</td><td>1. 护士准备：仪表端庄，着装整洁，修剪指甲，取下手上的饰品，洗手，戴口罩。
2. 环境准备：病房安静、通风、清洁。
3. 用物准备：安置各种卧位需要的用物，包括枕头（含小枕头）、手消毒液、妇科检查台，必要时备笔、记录本等（图 14-2）</td></tr>
<tr><td rowspan="5">护理实施</td><td>仰卧位</td><td>1. 去枕仰卧位：适用于昏迷或全身麻醉未清醒的患者，以及椎管内麻醉或脊髓腔穿刺后的患者。具体操作：①右手托起患者颈部，左手移出枕头，将之横立于床头，使患者两臂自然放于身体两侧；②将昏迷患者的头部偏向一侧。
2. 屈膝仰卧位：适用于需行腹部检查或导尿术等的患者。具体操作：①指导或协助患者仰卧，在患者头下垫枕头；②患者两臂放于身体两侧，两膝屈起，稍向外分开。
3. 中凹卧位：适用于休克患者。具体操作：抬高患者头、胸部 10°～20°，抬高患者下肢 20°～30°</td></tr>
<tr><td>侧卧位</td><td>侧卧位适用于需要进行灌肠、肛门检查、臀部肌内注射、胃镜检查等的患者。具体操作：①协助患者侧卧，臀部稍后移；②两臂屈肘，一手放于胸前，另一手放于枕旁；③下腿稍伸直，上腿弯曲（进行臀部肌肉注射时应下腿弯曲、上腿伸直）；④当卧位维持时间较长时，在两膝之间、背后和胸、腹部前放软枕</td></tr>
<tr><td>半坐卧位</td><td>半坐卧位适用于由心肺疾病引起的呼吸困难患者、炎症患者，或者行腹部手术、腹腔和盆腔手术、某些面部及颈部手术后等的患者。
1. 摇床法：①患者仰卧，先摇起床头支架，与床呈 30°～50°，再摇起膝下支架；②放平时，先摇平膝下支架，再摇平床头支架。
2. 靠背架法：①抬高患者上半身，在床头褥下放靠背架；②下肢屈膝，用大单包裹垫枕并放于膝下，在床尾足底垫软枕；③放平时，先放平下肢，再放平床头</td></tr>
<tr><td>端坐位</td><td>端坐位适用于左心衰竭、心包积液及支气管哮喘发作的患者。具体操作：①协助患者坐起，身体稍向前倾；②摇起床头或抬高床头支架；③在床上放一跨床小桌，在桌上及腰部放软枕</td></tr>
<tr><td>俯卧位</td><td>俯卧位适用于需行腰、背部手术或检查者，因腰、背、臀部有伤口而不能平卧或侧卧者，肠胀气致腹痛者。具体操作：①指导或协助患者俯卧，头偏向一侧；②患者两臂屈曲，放于头的两侧，两腿伸直；③在患者胸下、髋部及踝部各放一软枕</td></tr>
</table>

续表

操作步骤		具体内容
护理实施	头低足高位	头低足高位适用于肺部分泌物及十二指肠引流术、妊娠时胎膜早破、行跟骨牵引或胫骨结节牵引者。具体操作：①指导或协助患者仰卧，头偏向一侧，将枕头横立于床头；②抬高床尾 15 ~ 30 cm（也可以视病情而定）。注意：此体位不宜长时间使用，颅内高压者禁用
	头高足低位	头高足低位适用于颅骨牵引、降低颅内压、颅脑术后的患者。具体操作：①指导或协助患者仰卧，将枕头横立于床尾；②抬高床头 15 ~ 30 cm（也可以视病情而定）
	膝胸位	膝胸位适用于需要进行肛门、直肠、乙状结肠的检查、治疗，以及矫正子宫后倾、胎位不正，促进产后子宫复原等的患者。具体操作：①指导或协助患者跪卧，两小腿稍分开，大腿与床面垂直；②患者胸部贴床面，腹部悬空，臀部抬起，头转向一侧；③患者两臂屈肘，放于头的两侧
	截石位	截石位适用于需行会阴、肛门检查、治疗的患者，以及分娩的产妇。具体操作：①指导并协助患者仰卧，两腿分开，放在支腿架上；②臀部齐床边，两手放在胸部或身体两侧
	整理用物	—
	洗手	—
	记录	—
护理评价		1. 动作规范、熟练，符合节时、省力原则。 2. 语言通俗易懂、态度和蔼、沟通有效。 3. 全过程稳、准、轻、快、符合操作原则
注意事项		1. 安置卧位前，应向患者解释安置卧位的目的、配合要点，以取得配合。 2. 安置卧位时，应尽量使患者感觉舒适。 3. 随时观察病情变化，必要时做好记录，需要注意被动体位的安置时间，以防止因长期受压而发生压疮

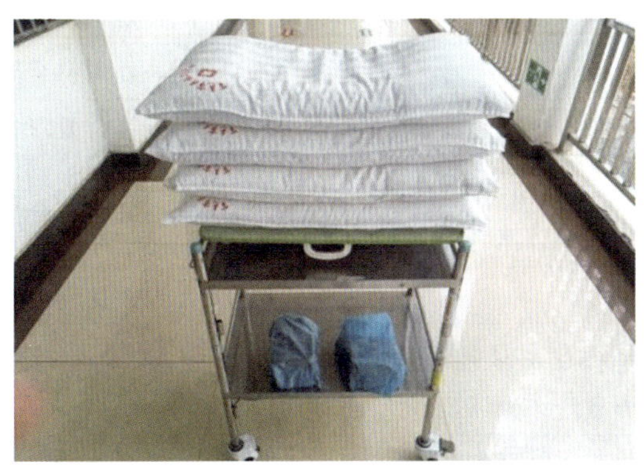

图 14-2 卧位安置的用物准备

三、多元评价

卧位安置的多元评价见表 14-3。

表 14-3　卧位安置的多元评价

评价项目/分	评价要点	分值/分	师评分/分	自评分/分	组评分/分	平均分/分	等级
学习态度（20）	按时完成自主学习任务	10					
	认真观摩示教	5					
	积极参与合作	5					
合作交流（30）	按流程规范操作	10					
	按小组分工合作练习	10					
	积极沟通	10					
学习效果（50）	按操作评分标准评价（表 14-4），将 100 分折合为 50 分						
评分：		组长签名：			教师签名：		

四、评分标准

卧位安置的评分标准见表 14-4。

表 14-4　卧位安置的评分标准

程序		规范项目	分值/分	评分等级	得分
操作前准备		着装整洁、举止端庄	2	一处不符合要求扣 1 分	
		双人核对医嘱或治疗单（有医嘱时）	2	一处不符合要求扣 1 分	
		评估患者及解释	4	一处不符合要求扣 2 分	
		洗手，戴口罩	2	一处不符合要求扣 1 分	
		用物准备	1	不符合要求扣 1 分	
操作流程	核对与解释	携用物至床旁，核对，告知患者配合方法	3	一处不符合要求扣 1 分	
	去枕仰卧位	去枕仰卧	2	未去枕仰卧扣 2 分	
		协助昏迷及全身麻醉未清醒的患者将头偏向一侧	1	不符合要求扣 1 分	
		两臂放于身体两侧	1	放置不对扣 1 分	
		将枕头横立于床头	1	枕头放置不对扣 1 分	

续表

程序		规范项目	分值/分	评分等级	得分
操作流程	屈膝仰卧位	仰卧	1	体位不对扣 1 分	
		将两臂放于身体两侧	1	放置不对扣 1 分	
		两膝屈曲，稍向外分开	2	一处不符合要求扣 1 分	
	中凹卧位	抬高头、胸部	2	抬高角度不对扣 2 分	
		抬高下肢	2	抬高角度不对扣 2 分	
	侧卧位	侧卧，两臂屈肘	2	一处不符合要求扣 1 分	
		放好两手	1	手放不对扣 1 分	
		下腿稍伸直，上腿弯曲	2	一处不符合要求扣 1 分	
		患者侧卧位稳妥	2	不符合要求扣 2 分	
	半坐卧位（摇床）	摇床头支架及膝下支架	2	一处不符合要求扣 1 分	
		放平膝下及床头支架	2	摇的顺序不对扣 2 分	
	端坐位	患者坐起，身体稍向前倾	2	体位不对扣 2 分	
		在床上放小桌，抬高床头	2	一处不符合要求扣 1 分	
		在桌上及腰部放软枕	1	未放软枕扣 1 分	
	俯卧位	患者俯卧，头偏向一侧	2	体位不对扣 1 分，头未偏向一侧扣 1 分	
		两臂屈曲，放于头的两侧	1	放置不对扣 1 分	
		两腿伸直	1	未伸直扣 1 分	
		在胸下、髋部、踝部各放一软枕	2	一处未放或放错一次扣 1 分	
	头低足高位	患者仰卧	1	体位不对扣 1 分	
		将枕头横立于床头	1	枕头放置不对扣 1 分	
		垫高床尾	2	未垫高或抬高不符合要求扣 2 分	
	头高足低位	患者仰卧	2	体位不对扣 2 分	
		将枕头横立于床尾	2	枕头放置不对扣 2 分	
		垫高床头	2	未垫高或抬高不符合要求扣 2 分	
	膝胸卧位	患者跪卧	2	体位不对扣 2 分	
		两小腿平放于床上并稍分开，大腿与床面垂直	2	一处不符合要求扣 1 分	
		脚贴床面，腹部悬空，臀部抬起	3	一处不符合要求扣 1 分	
		头转向一侧	2	头未转向一侧扣 2 分	

续表

程序		规范项目	分值/分	评分等级	得分
操作流程	膝胸卧位	两臂屈肘放于头的两侧	2	两臂放置不对扣 2 分	
	截石位	患者仰卧于检查台上	2	体位不对扣 2 分	
		两腿分开，放于支腿架上，臂部齐床边	2	位置不对扣 2 分	
		将两手放在胸部或身体两侧	2	两手放置不对扣 2 分	
	整理用物	询问患者的感受，整理床单位，致谢	3	一处不符合要求扣 1 分	
	洗手	—	2	未洗手扣 2 分	
	记录	—	2	未记录扣 2 分	
操作后评价		按消毒技术规范要求分类整理使用后的物品	3	不符合要求扣 3 分	
		语言通俗易懂、态度和蔼、沟通有效	3	一处不符合要求扣 1 分	
		全过程稳、准、轻、快，符合操作原则	5	一处不符合要求扣 1 分	
回答问题		目的(表 14-1)、注意事项(表 14-2)	6	一项回答不全或回答错误扣 3 分	
总分		—	100	—	

（郭少芳）

任务 15 协助患者移向床头法与翻身侧卧法

一、基本信息

协助患者移向床头法与翻身侧卧法的基本信息见表 15-1。

表 15-1 协助患者移向床头法与翻身侧卧法的基本信息

项目	基本内容
任务名称	协助患者移向床头法与翻身侧卧法
任务学时	2 学时
任务目的	1. 协助不能自行翻身的患者变换姿势，提高舒适度。 2. 协助滑向床尾而自己不能移动的患者移向床头，恢复安全而舒适的卧位。 3. 预防并发症，如压疮、坠积性肺炎等。 4. 满足治疗、护理(如背部皮肤护理、肌内注射等)的需要

续表

项目	基本内容
案例导入	患儿，女，9 岁，因学习滑板时不慎将右手摔伤而入院，经检查后确诊为右手桡骨骨折，由于肢体受伤疼痛，患儿不敢自己翻身。此时，护士应如何协助患儿翻身侧卧并移向床头
任务分析	患儿清醒，右手桡骨骨折，体重较轻，护士可选择一人协助患儿移向床头并翻身侧卧
学习任务	1. 独立判断患者的护理问题，培养独立思考及解决问题的能力。 2. 根据病情及体重等情况做出判断，选择适合患者的翻身侧卧法及移向床头法，尽快帮助患者解决问题。 3. 操作过程中注意患者受伤肢体的情况，沟通并告知患者如何配合移向床头及翻身侧卧的操作

二、工作流程

（一）操作流程

协助患者移向床头法与翻身侧卧法的操作流程见图 15-1。

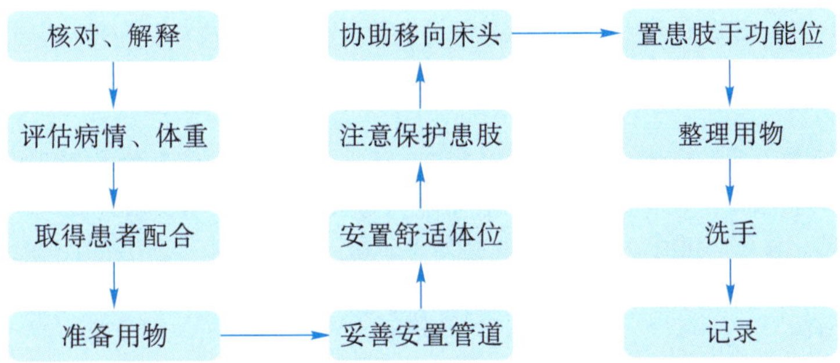

图 15-1 协助患者移向床头法与翻身侧卧法的操作流程

（二）操作步骤

协助患者移向床头法与翻身侧卧法的操作步骤见表 15-2。

表 15-2 协助患者移向床头法与翻身侧卧法的操作步骤

操作步骤	具体内容
护理评估	1. 评估患者的病情、躯体及四肢活动能力、局部皮肤受压情况等。 2. 根据病情选择一人或两人协助的翻身侧卧或移向床头的方法。 3. 向患者及其家属解释操作目的、过程及注意事项，取得配合

续表

操作步骤	具体内容
护理计划	1. 患者准备：让患者及其家属了解更换卧位(移向床头)的目的，建立安全感，取得合作。 2. 护士准备：保持着装整洁，洗手，戴口罩。 3. 环境准备：清洁、安全、光线充足、温度适宜，必要时进行遮挡。 4. 用物准备：手消毒液、床刷、一次性床刷套、床单、枕套、被套等，根据病情酌情准备枕头
护理实施	1. 核对患者，评估患者的病情及体重。 2. 将各种管道和输液装置安置妥当。 3. 协助患者取屈膝仰卧位，一人将患者(轻体重患儿)抱起并移向床头。 4. 嘱患者(肢体无受伤的患者)两手握住床头栏杆，双脚蹬住床面。护士靠近床缘，一手托住患者肩部，另一手托住患者臀部，将患者抬起，同时嘱患者两脚蹬床面，移向床头。 5. 保持患者各肢体于功能位，确保各管道通畅。 6. 整理床单位，洗手，记录翻身时间和皮肤状况，做好交接班
护理评价	1. 全过程动作轻柔、规范，符合节时、省力原则。 2. 正确指导患者，告知移向床头的配合方法及注意事项。 3. 语言通俗易懂、态度和蔼、沟通有效
注意事项	1. 协助患者移向床头时，注意保护患者头部，防止因头部碰撞床头栏杆而受伤。 2. 两人协助患者移向床头时，注意遵循节时、省力原则，动作应协调，用力应均匀。 3. 护士动作轻稳，避免拉、拽患者，防止关节脱位，使患者感觉舒适、安全。 4. 如患者身上带有各种导管，则应先将导管安置妥当；翻身后，检查导管有无脱落、移位、扭曲、受压，以保持导管通畅。 5. 协助患者更换体位时，应注意观察，根据病情和皮肤受压情况确定翻身间隔时间。 6. 护士在操作过程中应注意与患者沟通，使患者理解、配合

三、多元评价

协助患者移向床头法与翻身侧卧法的多元评价见表 15-3。

表 15-3　协助患者移向床头法与翻身侧卧法的多元评价

评价项目/分	评价要点	分值/分	师评分/分	自评分/分	组评分/分	平均分/分	等级
学习态度(20)	按时完成自主学习任务	10					
	认真观摩示教	5					
	积极参与合作	5					

续表

评价项目/分	评价要点	分值/分	师评分/分	自评分/分	组评分/分	平均分/分	等级
合作交流（30）	按流程规范操作	10					
	按小组分工合作练习	10					
	积极沟通	10					
学习效果（50）	按操作评分标准评价（表 15-4、表 15-5），将 100 分折合为 50 分						
评分：		组长签名：		教师签名：			

四、评分标准

协助患者移向床头法的评分标准见表 15-4。

表 15-4 协助患者移向床头法的评分标准

程序	规范项目	分值/分	评分等级	得分
操作前准备	仪表端庄、着装整洁	2	一处不符合要求扣 1 分	
	评估：①了解患者的病情、意识状态、肢体肌力、配合能力；②了解患者有无约束及各种管路情况；③向清醒的患者解释操作目的，取得配合	9	一处不符合要求扣 3 分	
	洗手，戴口罩	4	一处不符合要求扣 2 分	
	根据患者情况，由 1 或 2 名护士操作	4	不符合要求扣 4 分	
操作流程	确定床脚轮固定良好，视患者病情放平床头	4	一处不符合要求扣 2 分	
	将枕头横立于床头，避免撞伤患者	4	不符合要求扣 4 分	
	单人法：①使患者仰卧屈膝，双手握住床头板，双脚蹬床面；②护士一手稳住患者双脚，另一手托住患者臀部，请患者双脚用力蹬床面，护士同时用力使其上移	40	一处不符合要求扣 20 分	

续表

程序	规范项目	分值/分	评分等级	得分
操作流程	双人法：2名护士分别站在床的两侧，交叉托住患者颈、肩部及腰、臂部（或两人同侧，一人托住患者颈、肩及腰部，另一人托住患者臀部及腘窝），同时抬起患者并移向床头	40	一处不符合要求扣8分	
	放回枕头，根据病情恢复床头高度。评估患者搬动后病情有无变化	6	一处不符合要求扣2分	
	协助患者取舒适体位，整理床单元和用物，致谢	6	一处不符合要求扣2分	
	洗手	2	未洗手扣2分	
操作后评价	正确指导患者：告知患者操作的目的和方法，以取得配合	4	一处不符合要求扣2分	
	语言通俗易懂、态度和蔼、沟通有效	3	一处不符合要求扣1分	
	全过程动作熟练、规范、符合操作原则	3	一处不符合要求扣1分	
回答问题	目的：帮助滑向床尾而自己不能移动的患者移向床头，使患者感觉舒适	3	一处回答不全或回答错误扣3分	
	注意事项：①注意遵循节时、省力原则；②护士动作轻稳，避免对患者的拉、拽等动作，防止关节脱位，使患者感觉舒适、安全	6	一处回答不全或回答错误扣3分	

注：单人法或双人法分开计分。

协助患者翻身侧卧法的评分标准见表15-5。

表15-5 协助患者翻身侧卧法的评分标准

程序	分值/分	考核要点	评分等级			得分
			A	B	C	
护理评估	9	了解患者病情充分	3	2	1	
		了解病床种类及床单位情况全面	3	2	1	
		检查各种管道安置情况正确	3	2	1	

续表

程序		分值/分	考核要点	评分等级			得分
				A	B	C	
护理计划	患者准备	8	患者了解配合要点，愿意合作	2	1	0	
	环境准备		符合操作要求	2	1	0	
	护士准备		着装整洁、举止端庄，洗手、戴口罩正确	2	1	0	
	用物准备		准备齐全、准确，放置合理	2	1	0	
护理实施	解释	4	核对患者床号、姓名正确	2	1	0	
			解释清晰、到位，患者理解、配合	2	1	0	
	固定与安置	14	固定床脚轮方法正确	3	2	1	
			根据病情安置对侧床栏方法正确	2	1	0	
			各种导管及输液装置安置正确	3	2	1	
			盖被折叠正确	2	1	0	
			患者肢体安置正确	2	1	0	
			告知配合方法正确	2	1	0	
	协助翻身	25	一人扶托患者身体部位及移向床沿方法正确	5	4	3	
			协助患者翻身侧卧方法正确	5	4	3	
			两人扶托患者身体部位及移向床沿方法正确	5	4	3	
			协助患者翻身侧卧手法正确	5	4	3	
			翻身动作协调一致	5	4	3	
	维持体位	22	软枕放置位置正确	6	4	2	
			肢体安放位置正确	6	4	2	
			肢体各关节处于功能位	5	4	3	
			检查安置各种管道正确	5	4	3	
	整理与记录	8	床单位整理正确	3	2	1	
			洗手、脱口罩、记录、签名正确	3	2	1	
			做好交接班	2	1	0	
护理评价		10	关爱患者、沟通有效	3	2	1	
			翻身方法正确、患者感觉舒适	3	2	1	
			操作熟练、平稳，整体计划性好	2	1	0	
			操作时间不超过 5 min	2	1	0	
关键缺陷		—	无人文关怀，无沟通，操作不符合节时、省力原则，协助侧卧手法不正确，各关节未处于功能位，患者感觉不舒适等均不及格	—	—	—	
总分		100	—	—	—	—	

（刘柳萱）

任务 16　保护具的应用

一、基本信息

保护具应用的基本信息见表 16-1。

表 16-1　保护具应用的基本信息

项目	基本内容
任务名称	保护具的应用
任务学时	2 学时
任务目的	1. 对自伤、可能伤及他人的患者限制其身体或肢体活动，确保患者安全，保证治疗、护理顺利进行。 2. 限制患者过度活动，以利于诊疗操作顺利进行或者防止损伤肢体
案例导入	患者，男，65 岁，因出现意识不清、谵妄、躁动、伤人、自杀等行为 1 d，入某医院神经内科。医嘱；奥氮平 5 mg 肌内注射，每天 2 次，做好患者的防护措施
任务分析	病例分析：该患者有谵妄、躁动、伤人、自杀等行为，只能用约束带(如绷带 、肩部约束带、膝部约束带、尼龙搭扣约束带等)来防护
学习任务	1. 能运用所学知识，根据患者具体情况正确实施不同保护具的应用。 2. 能学会向患者及其家属说明使用保护具的原因、目的和方法，注意保护患者的隐私。 3. 严格掌握保护具的使用指征

二、工作流程

(一)操作流程

保护具应用的操作流程见图 16-1。

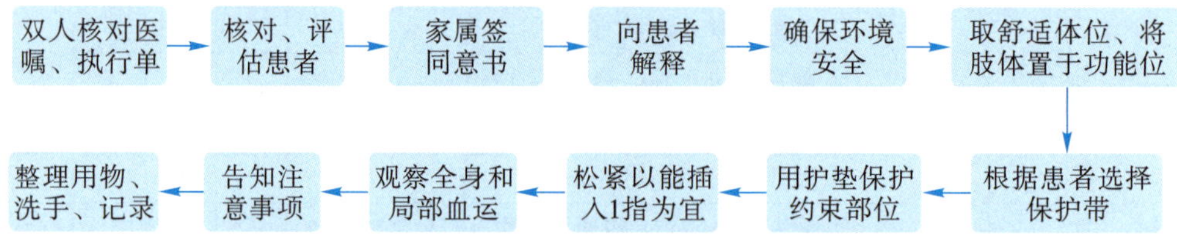

图 16-1　保护具应用的操作流程

(二)保护具应用的操作步骤

保护具应用的操作步骤见表 16-2。

表 16-2 保护具应用的操作步骤

操作步骤	具体内容
护理评估	1. 患者的年龄、病情、意识状态等。 2. 患者的心理状态、对保护具的认知及合作程度。 3. 使用保护具局部的皮肤情况
护理计划	1. 患者准备：了解操作目的、过程及配合要点，消除其焦虑及紧张情绪，愿意合作并签知情同意书。 2. 护士准备：保持着装整洁，修剪指甲，洗手，戴口罩。 3. 环境准备：用床帘遮挡，温、湿度适宜。 4. 用物准备：执行单、手消毒液，在治疗盘内备约束带(如绷带、肩部约束带、膝部约束带、尼龙搭扣约束带)、棉垫数块等(图 16-2)。 5. 医护人员：根据患者的力量和躁动情况配备医护人员人数
护理实施	1. 两人核对医嘱及执行单。 2. 持执行单与患者核对(如果患者意识不清，则可核对患者的腕带、床头卡，也可与其家属核对)，充分了解病情，详细向家属讲解使用保护具的原因、目的、时间、注意事项等，取得家属的配合；观察约束部位的皮肤是否完好、四肢血运情况是否良好，判断患者是否适合使用约束带。 3. 嘱家属签保护具使用知情同意书。 4. 评估环境：环境安全。 5. 洗手，戴口罩。 6. 体位舒适，使肢体处于功能位。 7. 根据患者情况选择约束部位，配置医护人员人数。①肩部约束带：用于限制患者坐起来。②膝部约束带：用于固定膝部，限制患者下肢活动。③尼龙搭扣约束带：用于固定手腕、上臂、膝部、踝部。④宽绷带：用于固定手腕及踝部，使用时，先用棉垫包裹手腕或脚踝，打成双套结。 8. 约束带松紧适度，以能放进 1 指为宜，以免影响血液循环。 9. 观察肢体血液循环是否良好、局部及全身情况是否良好。 10. 告知注意事项。 11. 整理床单位，清理用物，洗手，记录使用约束带的时间，签名
护理评价	1. 患者及其家属理解应用约束带的目的、作用，了解使用约束带的相关知识并积极配合。 2. 严格遵循约束带使用的原则和指征，动作熟练、轻柔，保护患者的隐私和自尊。 3. 关爱患者，沟通有效，确保患者安全
注意事项	1. 实施约束时，将患者肢体置于功能位，约束带松紧适宜，以能放进 1 指为宜。 2. 密切观察约束部位的皮肤状况。 3. 保护性约束为制动措施，使用时间不宜过长，病情稳定或者治疗结束后应及时解除。对需较长时间约束者，每 2 h 松解约束带 1 次，并协助患者活动肢体或翻身。 4. 准确记录并进行交接班，记录内容包括约束原因、约束时间、约束带数目、约束部位、约束部位皮肤状况及解除约束时间等

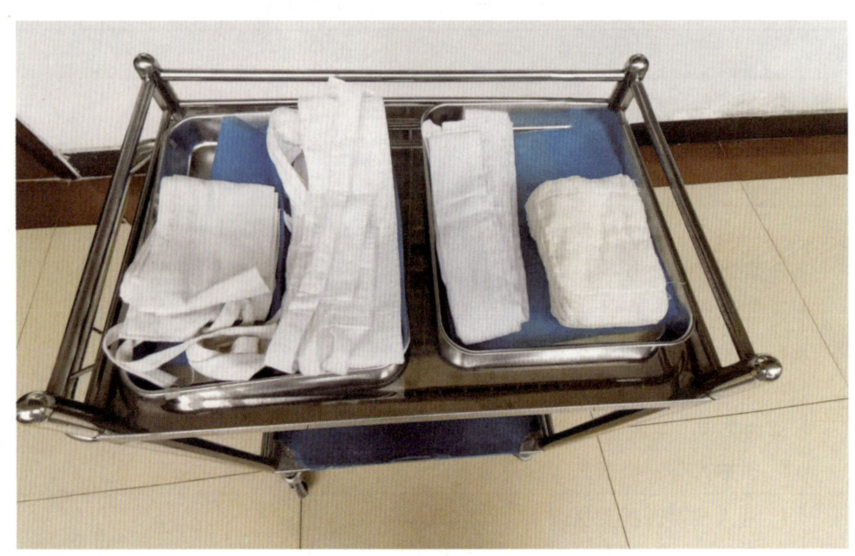

图 16-2　保护具应用的用物准备

三、多元评价

保护具应用的多元评价见表 16-3。

表 16-3　保护具应用的多元评价

<table>
<tr><th>评价项目/分</th><th>评价要点</th><th>分值/分</th><th>师评分/分</th><th>自评分/分</th><th>组评分/分</th><th>平均分/分</th><th>等级</th></tr>
<tr><td rowspan="3">学习态度
(20)</td><td>按时完成自主学习任务</td><td>10</td><td></td><td></td><td></td><td></td><td rowspan="6"></td></tr>
<tr><td>认真观摩示教</td><td>5</td><td></td><td></td><td></td><td></td></tr>
<tr><td>积极参与合作</td><td>5</td><td></td><td></td><td></td><td></td></tr>
<tr><td rowspan="3">合作交流
(30)</td><td>按流程规范操作</td><td>10</td><td></td><td></td><td></td><td></td></tr>
<tr><td>按小组分工合作练习</td><td>10</td><td></td><td></td><td></td><td></td></tr>
<tr><td>积极沟通</td><td>10</td><td></td><td></td><td></td><td></td></tr>
<tr><td>学习效果
(50)</td><td colspan="7">按操作评分标准评价(表 16-4)，将 100 分折合为 50 分</td></tr>
<tr><td colspan="2">评分：</td><td colspan="3">组长签名：</td><td colspan="3">教师签名：</td></tr>
</table>

四、评分标准

患者约束法的评分标准见表16-4。

表16-4 患者约束法的评分标准

程序	规范项目	分值/分	评分等级	得分
操作前准备	仪表端庄、着装整洁	2	一处不符合要求扣1分	
	评估：①评估患者的病情、意识状态、肢体活动度，以及约束部位皮肤的色泽、温度及完整性等；②需要使用保护具的种类和时间；③向患者及其家属解释约束的目的、必要性和安全性，取得配合	9	一处不符合要求扣3分	
	洗手，戴口罩	2	一处不符合要求扣1分	
	准备用物：执行单、手消毒液，在治疗盘内备约束带(如绷带、肩部约束带、膝部约束带、尼龙搭扣约束带)、棉垫数块等	8	少一件或一件不符合要求扣4分	
操作流程	携用物至患者床旁，核对床号、姓名	2	一处不符合要求扣1分	
	指导患者配合的方法，协助取合适体位	2	一处不符合要求扣1分	
	根据患者的情况选择约束部位，如腕关节、踝关节、肩部或全身	4	约束部位选择不正确扣4分	
	肢体约束法：①暴露患者腕部或踝部；②用棉垫包裹腕部或踝部；③将保护带打成双套结，套在棉垫外，拉紧，使之不松脱；④将保护带系于两侧床缘；⑤为患者盖好被子，整理床单元及用物	15	一处不符合要求扣3分	
	肩部约束法：①暴露患者双肩；②在患者双侧腋下垫棉垫；③将保护带置于患者双肩下，双侧分别穿过患者腋下；④将保护带在背部交叉后，分别固定于床头；⑤为患者盖好盖被，整理床单元及用物	15	一处不符合要求扣3分	
	全身约束法(多用于患儿的约束)：①将大单折成自患儿肩部至踝部的长度，将患儿放于中间；②用靠近护士一侧的大单紧紧包裹同侧患儿的手(足)至对侧；③将大单自患儿腋窝下掖于身下；④将大单的另一侧包裹手臂及身体后，紧掖于靠护士一侧身下；⑤如患儿过分活动，则可用绷带系好	15	一处不符合要求扣3分	

续表

程序	规范项目	分值/分	评分等级	得分
操作流程	协助患者取舒适体位，整理床单元和用物，致谢	3	一处不符合要求扣 1 分	
	洗手	1	未洗手扣 1 分	
	记录	1	未记录扣 1 分	
操作后评价	按消毒技术规范要求分类整理使用后的物品	3	不符合要求扣 3 分	
	正确指导患者：①告知患者及其家属实施约束的目的、方法、持续时间，使患者及其家属理解使用保护具的重要性、安全性，征得同意后方可使用；②告知患者及其家属，在实施约束的过程中注意观察约束局部皮肤有无损伤，观察皮肤的颜色、温度及约束肢体末梢循环状况，定时松解；③嘱患者及其家属在约束期间保证肢体处于功能位，保持适当的活动度	6	一处不符合要求扣 2 分	
	语言通俗易懂、态度和蔼、沟通有效	3	一处不符合要求扣 1 分	
	全过程动作熟练、规范、符合操作原则	3	一处不符合要求扣 1 分	
回答问题	目的：①对自伤、可能伤及他人的患者限制其身体或肢体活动，确保患者安全，保证治疗、护理顺利进行；②限制患儿过度活动，以利于诊疗操作顺利进行或防止发生肢体损伤	2	一处回答不全或回答错误扣 1 分	
	注意事项：①实施约束时，将患者肢体置于功能位，约束带松紧适宜，以能放进 1 指为原则；②密切观察约束部位的皮肤状况；③保护性约束属制动措施，使用时间不宜过长，病情稳定或治疗结束后，应及时解除约束，对需较长时间约束者，每 2 h 松解约束带 1 次，并活动肢体、协助患者翻身；④准确记录并进行交接班，记录内容包括约束原因、约束时间、约束带数目、约束部位、约束部位皮肤状况及解除约束时间等	4	一处回答不全或回答错误扣 1 分	
总分	—	100	—	

（黄爱兰）

模块4　医院感染的预防与控制

任务17　无菌操作技术

一、基本信息

无菌操作技术的基本信息见表17－1。

表17－1　无菌操作技术的基本信息

项目	基本内容
任务名称	无菌操作技术
任务学时	4学时
任务目的	掌握无菌操作技术，在操作中保持无菌物品的无菌状态，避免污染
案例导入	小李是一名外科护士，今天要为一位患者进行伤口换药，需准备无菌盘（无菌盘内备纱布数块、生理盐水50 mL、无菌持物镊1把），操作前戴上无菌手套。如果你是小李，应如何实施
任务分析	为了促进伤口顺利愈合，任务中小李在为患者伤口换药时需进行无菌操作，根据无菌操作的要求，护士需要在明亮、宽敞、清洁的环境下按照无菌操作要求准备用物
学习任务	1. 掌握无菌持物钳、无菌容器、无菌溶液、无菌治疗巾包、无菌治疗碗包、无菌盘、无菌手套等的使用方法。 2. 树立正确的无菌观念。 3. 培养慎独意识

二、工作流程

（一）操作流程

无菌操作技术的流程见图17－1。

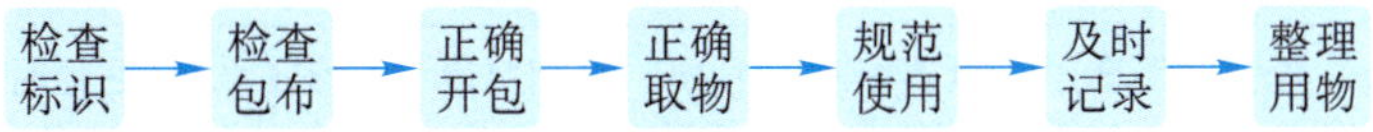

检查标识 → 检查包布 → 正确开包 → 正确取物 → 规范使用 → 及时记录 → 整理用物

图17－1　无菌操作技术的流程

(二)操作步骤

无菌操作技术的步骤见表 17－2。

表 17－2　无菌操作技术的步骤

操作步骤	具体内容
护理评估	1. 操作前半小时通风、停止清扫、减少走动，保持操作台宽敞、清洁。 2. 无菌用物准备齐全、符合要求
护理计划	1. 护士准备：保持着装整洁，洗手，戴口罩。 2. 环境准备：清洁、宽敞、明亮、符合无菌操作要求。 3. 用物准备：手消毒剂、无菌持物钳或镊(若在干罐内，则有效期为 4 h)、治疗盘、无菌治疗巾包、无菌弯盘包、器械方盒、无菌治疗碗包、手套、无菌溶液、棉签、消毒剂、表、笔、盛污物容器，必要时备启瓶器、标签(图 17－2)
护理实施	用干抹布擦净台面
	评估周围环境
	洗手，戴口罩
	打开无菌持物钳：①检查名称、灭菌日期、化学指示带颜色变化情况，确认包布干燥、完整，系带严紧；②取、放无菌持物钳时，前端应闭合向下；③记录打开日期、时间
	打开无菌治疗巾包：①检查名称、灭菌日期、化学指示带、包布；②开包取治疗巾时，按包布外角、两侧角、近侧角的顺序打开，用无菌持物钳取出 1 块治疗巾并放在治疗盘内，将治疗巾包按原折痕包起扎好；③注明开包日期、时间
	铺无菌盘：双手捏住无菌巾上层两角的外面抖开，将之铺于治疗盘上，然后将上层折叠成扇形，使其开口边向外
	打开无菌治疗碗包：①检查名称、灭菌日期、化学指示带、包布；②开包时，一手将治疗碗包托在手中打开，另一手抓住包布四角，将无菌治疗碗放于无菌治疗盘内
	倒无菌溶液：①检查标签上的药名、浓度、剂量、有效期，检查瓶口、瓶身、溶液；②开盖取液时，消毒瓶口，打开瓶盖，标签对掌心，倒出少许溶液冲洗瓶口(开盖时手不可触及瓶口)，再由原处倒出适量溶液于无菌治疗碗内；③记录开瓶日期及时间
	打开无菌容器：①检查名称、灭菌日期、化学指示带；②开盖取物时，打开无菌容器盖，内面朝上放置或拿于手中，取出无菌物品(镊子、纱布)后立即盖严容器，手不可触及容器边缘及容器内面，将物品放入无菌盘内
	整理无菌盘：①放入无菌物品后，展开扇形折叠层，盖住物品，上、下层边缘对齐，将开口处向上反折、两侧边缘向下反折，备用；②记录铺盘日期及时间
	戴、脱无菌手套：①检查名称、号码、灭菌日期、包装；②戴手套时，一手捏住一只手套的返折部分(手套内面)，取出手套并对准五指戴上，再用戴好手套的手插入另一手套返折面内(手套外面)，用同法将手套戴好；③脱手套时，一手捏住另一手套腕部外面翻转脱下，再以脱下手套的手插入另一手套内，将其往下翻转脱下

续表

操作步骤	具体内容
护理评价	1. 妥善分类处理用物。 2. 操作熟练、轻稳、符合无菌操作原则，无菌观念强
注意事项	1. 进行无菌操作时应剪指甲、洗手、戴口罩。 2. 取、放无菌持物钳时，前端应闭合向下，不可触及容器口边缘及液面以上的容器内壁。 3. 取远处物品时，应同容器一并移动，就地取用。 4. 使用无菌持物钳时不可低于腰部，应在视线之中，不可随意甩动。 5. 不可用无菌持物钳夹取油纱布，不可用无菌持物钳换药及进行皮肤消毒，不可用无菌持物钳夹取有色消毒棉球。对污染或可疑污染的无菌持物钳应重新灭菌。 6. 对无菌持物钳及浸泡容器应每周清洁、灭菌 2 次，并更换消毒液，使用干燥的无菌持物钳及容器应每 4 h 更换 1 次。 7. 治疗盘必须清洁、干燥，应避免无菌巾受潮。 8. 铺巾时不可触及无菌面、不可跨越无菌区。 9. 覆盖无菌巾时应对准边缘，一次盖好，避免污染。 10. 无菌盘的有效期为 4 h。 11. 不可将无菌物品或非无菌物品伸入无菌溶液瓶内蘸取或直接接触瓶口倒取。 12. 倒出的无菌溶液不可倒回瓶内。 13. 未戴手套的手不可触及手套外面，戴手套的手不可触及手套内面。 14. 手套破裂或污染时，应立即更换；脱手套时，勿使手套外面（污染面）接触到皮肤。 15. 使用一次性灭菌手套时，应先选择好手套号码、核对有效期、检查包装是否完好，然后再打开包装，按戴无菌手套的要求戴好

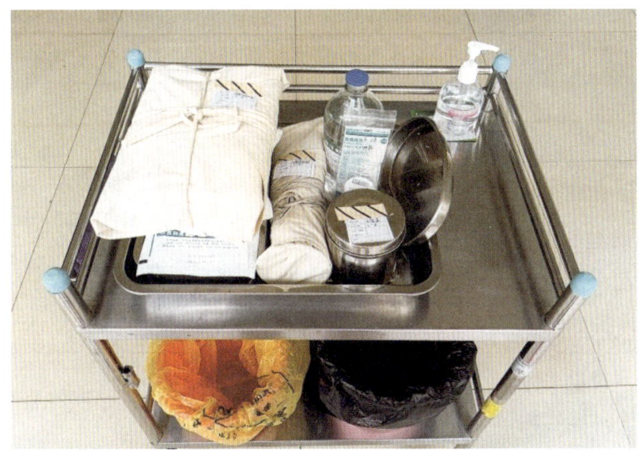

图 17－2　无菌操作技术的用物准备

三、多元评价

无菌操作技术的多元评价见表 17 - 2。

表 17 - 2　无菌操作技术的多元评价

评价项目/分	评价要点	分值/分	师评分/分	自评分/分	组评分/分	平均分/分	等级
学习态度（20）	按时完成自主学习任务	10					
	认真观摩示教	5					
	积极参与合作	5					
合作交流（30）	按流程规范操作	10					
	按小组分工合作练习	10					
	积极沟通	10					
学习效果（50）	按操作评分标准评价（表 17 - 3），将 100 分折合为 50 分						
评分：		组长签名：			教师签名：		

四、评分标准

无菌操作技术的评分标准见表 17 - 3。

表 17 - 3　无菌操作技术的评分标准

程序	规范项目	分值/分	评分标准	得分
操作前准备	仪表端庄、着装整洁	2	一处不符合要求扣 1 分	
	评估环境和桌面是否清洁、是否适宜操作	4	一处不符合要求扣 1 分	
	洗手，剪指甲，戴口罩	3	一处不符合要求扣 1 分	
	准备用物：手消毒剂、无菌持物钳或镊（若在干罐内，则有效期为 4 h）、治疗盘、无菌治疗巾包、无菌弯盘包、器械方盒、无菌治疗碗包、手套、无菌溶液、棉签、消毒剂、表、笔、盛污物容器，必要时备启瓶器、标签	5	少一件或一件不符合要求扣 0.5 分，扣完 5 分为止	
操作流程	取、放无菌持物钳时，前端应闭合向下，用后立即放回容器内	4	一处不符合要求扣 2 分	
	检查无菌包的名称、灭菌日期、化学指示带颜色变化，确认包布干燥、完整，系带严紧	6	一处不符合要求扣 1 分	

续表

程序	规范项目	分值/分	评分标准	得分
操作流程	解开系带，将之缠好，放在包布边下，按外角、两侧角、近侧角的顺序打开包布	4	一处不符合要求扣1分	
	用无菌持物钳取出1块治疗巾，放在治疗盘内；若包内有剩余物品，则按原折痕包起扎好，注明开包日期、时间	2	一处不符合要求扣1分	
	铺无菌盘，双手捏住无菌巾上层两角的外面抖开，将无菌巾铺于治疗盘上，双手捏住无菌巾两角展开、双折后，铺于治疗盘上，将上层折叠成扇形，使开口边向外	6	一处不符合要求扣1分	
	取无菌弯盘包，检查名称、灭菌日期、化学指示带	3	一处不符合要求扣1分	
	一手将弯盘包托在手中打开，另一手抓住包布四角，将无菌弯盘放于无菌治疗盘内	3	一处不符合要求扣1分	
	检查无菌容器的名称、灭菌日期、化学指示带，打开无菌容器盖，将其内面朝上放置或拿于手中，取出无菌物品后，立即盖严容器，手不可触及容器内面及边缘	5	一处不符合要求扣1分	
	打开容器时，应避免手臂跨越容器上方	1	跨越扣1分	
	从无菌容器中取物时，应将盖子完全打开，避免物品触碰容器口边缘	2	一处不符合要求扣1分	
	手持无菌容器时，应托住底部	1	未托住底部扣1分	
	放入无菌物品后，展开扇形折叠层，盖住物品，将上、下层边缘对齐；将开口处向上反折、两侧边缘向下反折后备用	3	一处不符合要求扣1分	
	记录铺盘日期、时间	2	一处不符合要求扣1分	
	取无菌治疗碗包，检查灭菌日期、化学指示带，打开无菌治疗碗包，双手托治疗碗底部，将之轻放于操作台上	4	一处不符合要求扣1分	
	取无菌溶液：核对标签上的药名、浓度、剂量、失效期等，检查瓶盖是否松动，瓶身有无裂缝，无菌溶液有无变质、沉淀、变色、浑浊等	5	漏检查一项扣0.5分	

续表

程序	规范项目	分值/分	评分标准	得分
操作流程	打开瓶盖，标签朝上，倒出少许溶液冲洗瓶口(开盖时手不可触及瓶口)，再由原处倒出适量溶液于无菌治疗碗内	2	瓶签未朝上扣1分；未冲洗瓶口扣1分	
	盖好瓶盖，用消毒棉签消毒瓶口，注明开瓶日期、时间(已开瓶的溶液的有效使用时间为24 h)	5	瓶盖未盖好扣1分；污染瓶盖未消毒扣1分；未记录开瓶日期、时间各扣1分；使用超出有效期的溶液扣1分	
	戴无菌手套时，选择无菌手套号码，核对灭菌日期、化学指示带，检查包布有无潮湿、破损(若为一次性灭菌手套，则检查包装、有效期、批号、型号)	3	一处不符合要求扣1分	
	打开手套包，用滑石粉涂擦双手，将用后的滑石粉包放于包布外右上角	3	一处不符合要求扣3分	
	一手掀起手套袋开口处，另一手捏住一只手套的返折部分(手套内面)，取出手套，对准五指戴上	3	取手套方法不对扣1分；取手套污染扣2分	
	将戴好手套的手插入另一手套的返折面内(手套外面)，用同法将手套戴好；翻手套边扣，使之套在衣袖外面	2	一处不符合要求扣1分	
	脱手套时，一手捏住另一手套腕部外面，翻转脱下，再将脱下手套的手插入另一手套内，将其往下翻转脱下	1	脱手套方法不对扣1分	
操作后评价	按消毒技术规范要求处理使用后的物品	3	不符合要求扣3分	
	无菌观念强，物品摆放合理	2	一处不符合要求扣1分	
	全过程动作熟练、规范、符合操作原则	3	一处不符合要求扣1分	
回答问题	目的：①防止一切微生物侵入人体；②防止无菌物品、无菌区域及无菌溶液使用时被污染	1	一处回答不全或回答错误扣0.5分	
	注意事项：①进行无菌操作时，应剪指甲、洗手、戴口罩；②取、放无菌持物钳时，前端应闭合向下，不可触及容器口边缘及液面以上的容器内壁；③取远处物品时，应同容器一并移动，就地取用；④使	7	一处回答不全或回答错误扣0.5分	

续表

程序	规范项目	分值/分	评分标准	得分
回答问题	用无菌持物钳时不可低于腰部，应在视线内，不可随意甩动；⑤不可用无菌持物钳夹取油纱布，不可用无菌持物钳换药及进行皮肤消毒，不可用无菌持物钳夹取有色消毒棉球，对污染或可疑污染的无菌持物钳应重新灭菌；⑥对无菌持物钳及浸泡的容器，应每周清洁、灭菌 2 次，并更换消毒液，对干燥的无菌持物钳及容器应 4 h 更换 1 次；⑦应保持治疗盘清洁、干燥，应避免无菌巾潮湿；⑧铺巾时不可触及无菌面、不可跨越无菌区；⑨覆盖无菌巾时，应对准边缘，一次盖好，避免污染；⑩无菌盘的有效期为 4 h；⑪不可将无菌物品或非无菌物品伸入无菌溶液瓶内蘸取或直接接触瓶口倒液，不可将倒出的无菌溶液再倒回瓶内；⑫未戴手套的手不可触及手套外面，戴手套的手不可触及手套内面；⑬若手套破裂或污染，则应立即更换，脱手套时，勿使手套外面(污染面)接触到皮肤；⑭使用一次性灭菌手套时，应在选择好手套号码、核对有效期、检查包装是否完好后再打开包装，按戴无菌手套的要求戴好			
总分	—	100	—	

（韦秀才，曾秀梅）

任务18 隔离技术

一、基本信息

隔离技术的基本信息见表 18 - 1。

表 18－1　隔离技术的基本信息

项目	基本内容
任务名称	隔离技术
任务学时	2 学时
任务目的	1. 保护患者和工作人员，避免受病原体侵袭。 2. 防止病原体传播，避免交叉感染
案例导入	患者，女，25 岁，低热、乏力、盗汗 2 周。近日因体重下降明显伴呼吸困难、胸痛故而入院。经 X 线胸部检查诊断为浸润型肺结核，医嘱进行抗结核治疗。为了有效预防和控制该疾病的传播，护士在护理该患者时，应如何正确实施隔离技术
任务分析	该病例为结核病(结核病主要通过呼吸道传播)患者，护士在护理该患者时应戴好口罩、帽子，穿隔离衣，做好手消毒
学习任务	1. 学生熟练掌握穿、脱隔离衣的步骤。 2. 经过练习，学生能够根据病情进行分析和评估，正确实施有效的隔离技术。 3. 操作过程中关心、体贴患者，动作轻柔、熟练，不要造成污染

二、工作流程

(一)操作流程

穿隔离衣的操作流程见图 18－1。

检查、取衣 → 规范穿袖 → 系领扣、袖 → 系腰带

图 18－1　穿隔离衣的操作流程

脱隔离衣的操作流程见图 18－2。

松腰带 → 解袖口 → 消毒手 → 解领扣 → 脱衣袖 → 挂衣钩

图 18－2　脱隔离衣的操作流程

(二)操作步骤

隔离技术的操作步骤见表 18－2。

表 18－2　隔离技术的操作步骤

操作步骤	具体内容
护理评估	1. 评估患者的病情、治疗与护理，确定隔离的种类及措施。 2. 评估穿隔离衣的环境

续表

<table>
<tr><th colspan="2">操作步骤</th><th>具体内容</th></tr>
<tr><td colspan="2">护理计划</td><td>1. 患者准备：告知操作目的、配合方法及注意事项，消除其焦虑及紧张情绪。
2. 护士准备：穿好工作服，洗手，戴隔离帽、口罩，取下手表，卷袖过肘(冬季卷过前臂中部)。
3. 环境准备：环境干净、整洁、舒适、安全。
4. 用物准备：皂液或洗手液、手消毒液、隔离衣、挂衣架及铁夹、毛巾或纸巾、流动水及水池设备、盛污物的容器(图 18－3)</td></tr>
<tr><td rowspan="2">护理实施</td><td>穿隔离衣</td><td>1. 持衣领取下隔离衣，两手将衣领的两端向外折，使内面向着操作者，并露出衣袖内口。
2. 将左臂入袖，举起手臂，使衣袖上抖，用左手持衣领，用同法穿右臂衣袖。
3. 洗手，戴口罩。
4. 两手持衣领中央，沿着领边向后将领扣扣好，扣袖扣。
5. 解开腰带活结，将隔离衣的一边渐向前拉，触到边缘后用手捏住，用同法捏住另一侧，两手在背后将两侧边缘对齐，向一侧折叠，用一手按住，用另一手将腰带拉至背后并压住折叠处，将腰带在背后交叉，再回到前面打一活结</td></tr>
<tr><td>脱隔离衣</td><td>1. 解腰带，在前面打一活结。
2. 解开两袖扣，在肘部将部分衣袖塞入工作服衣袖下，使两手露出。
3. 用消毒液浸泡或刷手法消毒、冲净双手并擦干。
4. 解开领扣。
5. 将左手伸入右手袖口内，拉下衣袖过手，再用被衣袖遮住的右手在衣袖外面拉下左手衣袖过手，双手轮换握住衣袖，手臂逐渐退出。
6. 一手自衣内握住肩缝，随即用另一手拉住衣领，使隔离衣外面向内对齐，将隔离衣挂在衣架上。对不再穿的隔离衣，将清洁面向外卷好后投入污物袋。再次洗手</td></tr>
<tr><td colspan="2">护理评价</td><td>1. 隔离概念明确，操作中无污染现象发生。
2. 全过程程序正确、动作规范、操作熟练。
3. 态度认真、严谨、科学</td></tr>
<tr><td colspan="2">注意事项</td><td>1. 穿隔离衣后不得进入其他区域。
2. 保持衣领清洁，扣领扣时，袖口不可触及衣领、面部和帽子。
3. 每天更换隔离衣；如隔离衣受潮或被污染，则应立即更换。
4. 隔离衣长短合适，若有破损，则应及时修补。
5. 若将隔离衣挂在半污染区，则应清洁面向外；若将隔离衣挂在污染区，则应污染面向外。
6. 刷洗时，腕部应低于肘部，以免污水倒流</td></tr>
</table>

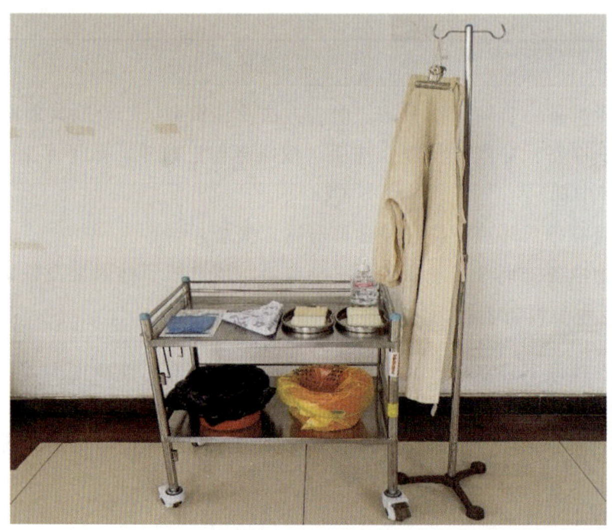

图 18－3　隔离技术的用物准备

三、多元评价

隔离技术的多元评价见表 18－3。

表 18－3　隔离技术的多元评价

评价项目/分	评价要点	分值/分	师评分/分	自评分/分	组评分/分	平均分/分	等级
学习态度（20）	按时完成自主学习任务	10					
	认真观摩示教	5					
	积极参与合作	5					
合作交流（30）	按流程规范操作	10					
	按小组分工合作练习	10					
	积极沟通	10					
学习效果（50）	按操作评分标准评价（表 18－4），将 100 分折合为 50 分						
评分：		组长签名：			教师签名：		

四、评分标准

隔离技术的评分标准见表 18－4。

表 18－4 隔离技术的评分标准

<table>
<tr><th colspan="2">程序</th><th>规范项目</th><th>分值/分</th><th>评分标准</th><th>得分</th></tr>
<tr><td colspan="2" rowspan="2">操作前准备</td><td>仪表端庄、着装整洁</td><td>2</td><td>一处不符合要求扣 1 分</td><td></td></tr>
<tr><td>准备用物：皂液或洗手液、手消毒液、隔离衣、挂衣架及铁夹、毛巾或纸巾、流动水及水池设备、盛污物的容器</td><td>8</td><td>少一件或一件不符合要求扣 0.5 分，扣完 8 分为止</td><td></td></tr>
<tr><td rowspan="17">操作流程</td><td>—</td><td>取下手表，卷袖过肘</td><td>2</td><td>一处不符合要求扣 1 分</td><td></td></tr>
<tr><td>—</td><td>洗手，戴口罩</td><td>4</td><td>一处不符合要求扣 2 分</td><td></td></tr>
<tr><td>—</td><td>戴帽子</td><td>2</td><td>不符合要求扣 2 分</td><td></td></tr>
<tr><td rowspan="6">穿隔离衣</td><td>手持衣领取下隔离衣，两手将衣领的两端向外折，使内面向着操作者并露出衣袖内口</td><td>6</td><td>一处不符合要求扣 2 分</td><td></td></tr>
<tr><td>将左臂入袖，举起手臂，抖动衣袖，左手持衣领，用同法穿右臂衣袖</td><td>5</td><td>一处不符合要求扣 1 分</td><td></td></tr>
<tr><td>两手持衣领中央，沿着领边向后将领扣扣好</td><td>2</td><td>一处不符合要求扣 1 分</td><td></td></tr>
<tr><td>扣袖扣</td><td>4</td><td>漏扣一侧扣 2 分</td><td></td></tr>
<tr><td>解开腰带活结</td><td>3</td><td>未解腰带扣 3 分</td><td></td></tr>
<tr><td>将隔离衣的一边渐向前拉，触到边缘后用手捏住，用同法捏住另一侧；两手在背后将两侧边缘对齐，向一侧折叠；以一手按住，另一手将腰带拉至背后并压住折叠处，将腰带在背后交叉，再回到前面打一活结</td><td>9</td><td>一处不符合要求扣 3 分</td><td></td></tr>
<tr><td rowspan="6">脱隔离衣</td><td>洗手（无流动水时，用手消毒液 3 ~ 5 mL 消毒双手）</td><td>4</td><td>不符合要求扣 4 分</td><td></td></tr>
<tr><td>解腰带，在前面打一活结</td><td>2</td><td>一处不符合要求扣 1 分</td><td></td></tr>
<tr><td>解开两袖扣，在肘部将部分衣袖塞入工作服衣袖下，使两手露出</td><td>3</td><td>一处不符合要求扣 1 分</td><td></td></tr>
<tr><td>二次洗手（无流动水时，用手消毒液 3 ~ 5 mL消毒双手）</td><td>4</td><td>不符合要求扣 4 分</td><td></td></tr>
<tr><td>解衣领</td><td>3</td><td>不符合要求扣 3 分</td><td></td></tr>
<tr><td>左手伸入右手袖口内，拉下衣袖过手，再用被衣袖遮住的右手在衣袖外面拉下左手衣袖过手，双手轮换握住衣袖，逐渐退出手臂</td><td>4</td><td>一处不符合要求扣 1 分</td><td></td></tr>
</table>

续表

程序		规范项目	分值/分	评分标准	得分
操作流程	脱隔离衣	一手自衣内握住肩缝，随即用另一手拉住衣领，使隔离衣外面向内对齐，将之挂在衣架上（对不再穿的隔离衣，将清洁面向外卷好，投入污衣桶）	4	一处不符合要求扣1分	
	—	三次洗手：在流动水下用皂液或洗手液洗手，冲净，用小毛巾或纸巾擦干双手	4	不符合要求扣4分	
操作后评价		按消毒技术规范要求处理使用后的物品	3	不符合要求扣3分	
		无菌观念强	5	不符合要求扣5分	
		全过程动作熟练、规范、符合操作原则	3	一处不符合要求扣1分	
回答问题		目的：保护患者及工作人员，避免交叉感染及自身感染，防止病原体的传播	2	一处回答不全或回答错误扣2分	
		注意事项：①穿隔离衣后，不得进入其他区域；②保持衣领清洁，扣领扣时，袖口不可触及衣领、面部和帽子；③每天更换隔离衣，如隔离衣受潮或被污染，则应立即更换；④隔离衣长短合适，若有破损，则应及时修补；⑤若隔离衣挂在半污染区，则应清洁面向外，若隔离衣挂在污染区，则应污染面向外；⑥刷洗时，腕部应低于肘部，以避免污水倒流	12	一处回答不全或回答错误扣2分	
总分		—	100	—	

（肖泽凤，曾秀梅）

任务19　护理职业防护

护士工作在临床一线，与患者接触最为密切，在为患者提供各项检查、治疗和护理的过程中，存在着许多职业感染的机会。因此，护士应具备对各种职业性有害因素的认识、处理及防范的基本知识和能力，以减少职业危害、保护自身安全、维护自身健康。

一、护理职业暴露

护理职业暴露指护士在医院为患者提供护理服务时，经常暴露于被感染患者的血液、体液及排泄物污染的环境（如接触感染患者的注射器针头、各种导管、器械、敷料等)中，还容易受到各种理化损伤因子(如光、热、电磁辐射等)及工作压力的影响，有感染某种疾病的危险。

二、护理职业风险

护理职业风险指护士在工作过程中可能发生的一切不安全事件。

常见的护理职业风险因素见图 19－1。

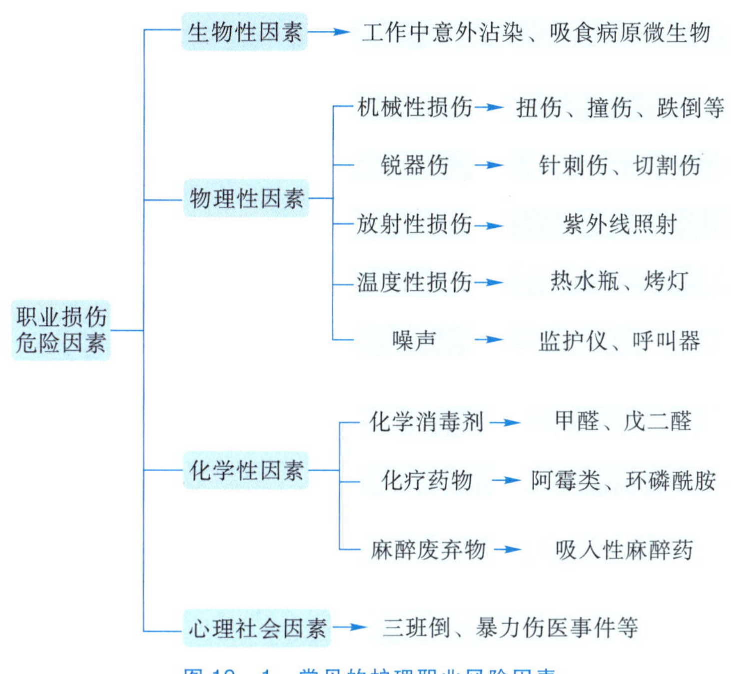

图 19－1　常见的护理职业风险因素

三、针对不同职业风险因素的护理职业防护

护理职业防护指在护理工作中采取多种有效措施，保护护士免受职业损伤因素的侵袭，或将其所受伤害降到最低限度的做法。

(1)生物性因素的防护：①切断传播途径；②安全处理锐器；③处理医疗废物及排泄物；④进行预防性用药。

(2)物理性因素的防护：①注意保护；②建立防护制度；③规范锐器使用；④纠正危险行为；⑤加强健康管理；⑥使用安全装置。锐器伤的紧急处理流程：a. 从近心端到远心端排出血流；b. 用肥皂水清洗伤口，在流动水下反复冲洗；c. 用 75% 酒精消毒并包扎；d. 填写锐器伤登记表；e. 专家评估并指导处理，相应治疗应在受伤 1～2 h 内，不超过 24 h，即使超过 24 h，也应采取补救措施；f. 进行血清检测，处理原则符合要求。

(3)化学性因素的防护：①加强药物防护知识培训；②提高配制环境要求；③规范操作；④处理化疗药物污染；⑤按要求处理化疗废弃物。

(4)心理社会因素的防护：①减轻工作压力；②提高心理素质；③提高社会地位。

护士受锐器伤后的血清学检测结果与处理原则见表 19－1。

表 19－1　护士受锐器伤后的血清学检测结果与处理原则

检测结果	处理原则
患者 HBsAg 阳性，受伤护士 HBsAg 阳性，或抗－HbS 阳性，或抗－HbC 阳性	不需要注射疫苗或乙肝免疫球蛋白
受伤护士 HBsAg 阴性或抗－HbS 阴性且未注射疫苗	24 h 内注射乙肝免疫球蛋白并注射疫苗，于受伤当天、第 3 个月、第 6 个月、第 12 个月进行随访和监测
患者抗－HCV 阳性，受伤护士抗－HCV 阴性	于受伤当天、第 3 周、第 3 个月、第 6 个月进行随访和监测
患者 HIV 阳性，受伤护士 HIV 抗体阴性	1. 经专家评估后，可立即进行预防性用药，并进行医学观察 1 年。 2. 于受伤当天、第 4 周、第 8 周、第 12 周、第 6 个月检查 HIV 抗体。 3. 预防性用药的原则：若被 HIV 污染的针头刺伤，则应在 4 h内（最迟不超过 24 h）进行预防性用药。可选用逆转录酶抑制剂、蛋白酶抑制剂。即使超过 24 h，也应实施预防

注：HBsAg 指乙型肝炎表面抗原（hepatitis B surface antigen）；HbS 指血红蛋白 S（hemoglobin S）；HbC 指血红蛋白 C（hemoglobin C）；HCV 指丙型肝炎病毒（hepatitis C virus）；HIV 指人类免疫缺陷病毒（human immunodeficiency virus）。

（刘柳萱）

任务 20　医疗废物的处理

一、定义

医疗废物指医疗卫生机构在医疗、预防、保健及其他相关活动中产生的具有直接或者间接感染性、毒性及其他危害性的废物。医疗废物属于危险废物，对其应该进行有针对性的特殊处理。

二、医疗废物的分类及处理

医疗废物可以分为感染性废物、损伤性废物、病理性废物、药物性废物、化学性废物五类。

（一）感染性废物的分类及处理

感染性废物指携带病原微生物且具有引发感染性疾病传播危险的医疗废物。感染性废物的分类及处理见表 20－1。

表 20－1　感染性废物的分类及处理

项目	具体内容
分类	被患者血液、体液、排泄物污染的物品
	医疗机构收治的传染病患者或者疑似传染病患者产生的生活垃圾
	病原体的培养基、标本及菌种、毒种保存液
	各种废弃的医学标本
	废弃的血液、血清
	使用后的一次性医疗用品及一次性医疗器械
处理	将一次性输液器(瓶)、非抽血类及非疫苗接种类的注射器等，置于防渗漏的黄色塑料袋内封扎，并悬挂警示标牌，送至医院指定地点暂时储存并登记
	将被患者血液、体液、排泄物污染的固体物品及传染病患者或疑似传染病患者产生的生活垃圾等需焚烧的医疗废物，直接置于黄色塑料袋内，封扎后悬挂警示标牌，送至医院指定地点暂时储存并登记
	对医疗废物中病原体的培养基、标本及菌种、毒种保存液等高危险废物，应当首先在产生地点进行压力蒸汽灭菌或者化学消毒处理，然后按感染性废物收集处理，并给予特别说明。垃圾袋和垃圾桶均不可超过 3/4 满

(二)损伤性废物的分类及处理

损伤性废物指能够刺伤或者割伤人体的废弃医用锐器。损伤性废物的分类及处理见表 20－2。

表 20－2　损伤性废物的分类及处理

项目	具体内容
分类	医用针头、缝合针
	各类医用锐器，如解剖刀、手术刀、备皮刀、手术锯等
	载玻片、玻璃试管、安瓿等
处理	将使用后的锐利医疗废物置于防渗漏、耐刺的硬质容器(即密封容器)内，然后将硬质容器置于黄色塑料袋内，封扎后送至医院指定地点暂时储存并登记。责任人员按损伤性废物的处理方法转运，并按规定办理转运手续

(三)病理性废物的分类及处理

病理性废物指诊疗过程中产生的人体废弃物和动物废弃物等。病理性废物的分类及处理见表 20－3。

表 20-3　病理性废物的分类及处理

项目	具体内容
分类	手术及其他诊疗过程中产生的废弃人体组织、器官等
	医学实验动物的组织、尸体等
	进行病理切片后废弃的人体组织、病理蜡块等
处理	将手术及其他诊疗过程中产生的废弃人体组织、器官，医学实验动物的组织、尸体，进行病理切片后废弃的人体组织、病理蜡块等，置于防渗漏的容器内或双层黄色包装袋内，密封，送至医院指定地点暂时储存并登记。责任人员将其浸泡于福尔马林液中固定或冷藏
	定期打包、封扎、登记、送指定地点焚烧处理

(四)药物性废物的分类及处理

药物性废物指过期、淘汰、变质或者被污染的废弃药品。药物性废物的分类及处理见表 20-4。

表 20-4　药物性废物的分类及处理

项目	具体内容
分类	批量废弃的一般性药品，如抗生素、非处方类药品等
	废弃的细胞毒性药物和遗传毒性药物，如致癌性药物、可疑致癌性药物、免疫抑制剂等
	废弃的疫苗、血液制品等
处理	对批量的过期、淘汰、变质或者被污染的废弃药品，应由药学部按种类集中收集并登记后，退回生产厂家或交由危险废物处置机构处置
	对装有少量药物性废物的药瓶，可以直接放入用以盛装药物性废物的医疗垃圾袋内或医疗垃圾桶内，应当在标签上注明名称、日期

(五)化学性废物的分类及处理

化学性废物指具有毒性、腐蚀性、易燃易爆性的废弃化学物品。化学性废物的分类及处理见表 20-5。

表 20-5　化学性废物的分类及处理

项目	具体内容
分类	医学实验使用的废弃化学试剂，如废弃的过氧乙酸、戊二醛等
	废弃的含重金属的器具、物品，如含水银血压计、含水银温度计及口腔科等使用后的含水银物品等
处理	对批量的废弃化学试剂，应当交由专门的危险废物处置机构处置
	对批量的含重金属的器具、物品进行报废时，应当交由专门的危险废物处置机构处置

（黄美旋）

模块5　患者的清洁护理

任务21　口腔护理

一、基本信息

口腔护理的基本信息见表21－1。

表21－1　口腔护理的基本信息

项目	基本内容
任务名称	口腔护理
任务学时	2学时
任务目的	为患者正确实施口腔护理
案例导入	患者，男，66岁，因咳嗽、咳痰1个多月入院，被诊断为右肺上叶中心型肺癌，于7 d前在全身麻醉下行右肺上叶切除术，昨天出监护室回病房。患者年老体弱，伤口疼痛，生活不能自理
任务分析	患者生活不能自理，应如何为其实施口腔护理？为预防患者发生口腔感染，应选择使用何种抗生素
学习任务	1. 熟记常用的漱口液及其作用。 2. 为患者正确实施口腔护理

二、工作流程

（一）口腔护理的操作流程

口腔护理的操作流程见图21－1。

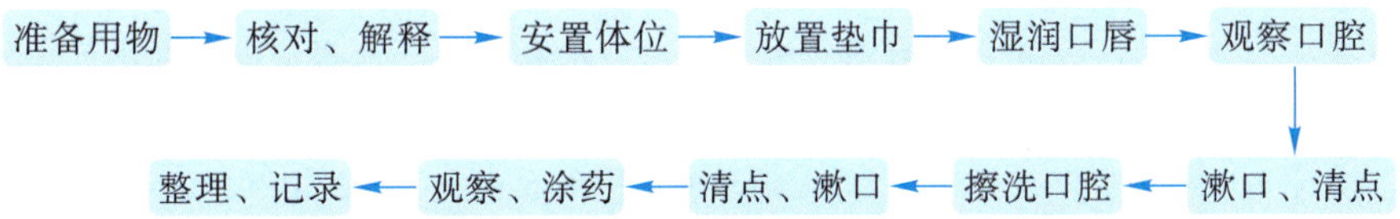

准备用物→核对、解释→安置体位→放置垫巾→湿润口唇→观察口腔→漱口、清点→擦洗口腔→清点、漱口→观察、涂药→整理、记录

图21－1　口腔护理的操作流程

（二）口腔护理的操作步骤

口腔护理的操作步骤见表 21－2。

表 21－2　口腔护理的操作步骤

操作步骤	具体内容
护理评估	1. 评估患者的身体状况、自理能力状况及配合程度。 2. 评估患者的口腔卫生情况，如口唇的色泽、湿润度、有无出血，口腔黏膜的颜色、有无溃疡，牙齿是否齐全，有无活动义齿，牙齿颜色是否正常，口腔有无异常气味等。 3. 评估患者对保持口腔卫生重要性及预防口腔疾病知识的了解情况
护理计划	1. 患者准备：让患者了解口腔护理的目的、方法及配合要点，取得配合。 2. 护士准备：保持着装整洁，洗手，戴口罩。 3. 环境准备：病房安静、整洁、宽敞、光线充足。 4. 用物准备：手消毒液、内铺清洁治疗巾的治疗盘。治疗盘内备：治疗碗（2 个，一个盛棉球、压舌板、弯血管钳、镊子，另外一个盛温开水、吸水管）、弯盘、无菌棉签、手电筒、盛污物容器，按需要准备开口器、外用药（如液体石蜡、冰硼散、制霉菌素、甘油等）、棉球
护理实施	1. 备齐用物至床旁，核对患者的床号、姓名，向患者解释操作目的及方法。“您好，我是您的责任护士，因为您不能起床刷牙，所以我用盐水棉球帮您洗洗牙、漱漱口，您会觉得舒服些的。” 2. 协助患者侧卧或仰卧，头偏向一侧，面向护士。“请您将头偏向我这边，我用棉球帮您湿润一下口唇好吗？” 3. 铺治疗巾于患者颌下，置弯盘于患者嘴角旁。 4. 用棉球湿润口唇，协助患者用温水漱口。“请您漱口。” 5. 观察口腔，嘱患者张口，护士一手持手电筒，另一手用压舌板轻轻撑开患者颊部，观察口腔黏膜有无出血、溃疡等现象。“现在请您张开嘴，让我检查一下您的口腔黏膜。一切正常。” 6. 按顺序擦拭。“现在我用盐水棉球给您擦洗牙齿，如果有不舒服的请举手示意。”①拧干棉球，嘱患者咬合上、下牙齿，用压舌板轻轻打开左侧颊部，用弯血管钳夹取含有漱口液的棉球，擦洗牙齿左外侧面，纵向擦洗，由内侧向门齿擦洗。用同法擦洗右外侧。②嘱患者张开上、下牙齿，擦洗牙齿左上内侧面，以弧形擦洗左侧颊部。用同法擦洗右侧。③擦洗舌面及腭部。“请您张嘴，我要为您擦拭上腭。请您把舌头伸出来，让我擦一下舌面。” 7. 擦洗完毕，协助患者用吸水管吸漱口水漱口并吐入弯盘内，用纱布擦净口唇。“请再次漱口。” 8. 再次评估口腔情况。“请您张开嘴，让我检查一下口腔情况。已经擦洗得非常干净啦！” 9. 润唇。 10. 撤去弯盘及治疗巾。

续表

操作步骤	具体内容
护理实施	11. 协助患者取舒适卧位。“谢谢您的配合，您感觉口腔舒服些了吗？呼叫器在这儿，有事请呼叫我，我也会经常来看您，请放心，您先好好休息。” 12. 整理床单位，清理用物
护理评价	1. 患者口唇湿润，口腔清洁、无异味，感觉舒适。 2. 患者及其家属了解口腔清洁的知识、技能，护患沟通良好

三、多元评价

口腔护理的多元评价见表 21－3。

表 21－3 口腔护理的多元评价

评价项目/分	评价要点	分值/分	师评分/分	自评分/分	组评分/分	平均分/分	等级
学习态度（20）	按时完成自主学习任务	10					
	认真观摩示教	5					
	积极参与合作	5					
合作交流（30）	按流程规范操作	10					
	按小组分工合作练习	10					
	积极沟通	10					
学习效果（50）	按操作评分标准评价（表 21－4），将 100 分折合为 50 分						
评分：		组长签名：			教师签名：		

四、评分标准

口腔护理的评分标准见表 21－4。

表 21－4 口腔护理的评分标准

程序	规范项目	分值/分	评分标准	得分
操作前准备	仪表端庄、着装整洁	2	一处不符合要求扣 1 分	
	核对医嘱、治疗单	2	一处不符合要求扣 1 分	
	评估：①评估患者的身体状况，如意识、有无吞咽障碍；②重点评估口腔情况（如有无活动义齿）、口腔黏膜情况（如有无出	6	一处不符合要求扣 2 分	

续表

程序	规范项目	分值/分	评分标准	得分
操作前准备	血、溃疡等)；③向患者解释操作目的，取得配合			
	洗手，戴口罩	2	一处不符合要求扣1分	
	准备用物：手消毒液、内铺清洁治疗巾的治疗盘。治疗盘内备：治疗碗(2个，一个盛棉球、压舌板、弯血管钳、镊子，另外一个盛温开水、吸水管)、弯盘、无菌棉签、手电筒、盛污物容器，按需要准备开口器、外用药(如液体石蜡、冰硼散、制霉菌素、甘油等)、棉球	8	少一件或一件不符合要求扣0.5分，扣完8分为止	
操作流程	携用物至床旁，核对患者的床号、姓名	2	一处不符合要求扣1分	
	告知患者配合的方法，协助其取侧卧位或面向护士	2	一处不符合要求扣1分	
	在颌下铺治疗巾，将弯盘放于口角旁，如有活动义齿，则应先取下	2	不符合要求扣2分	
	湿润口唇、口角	2	一处不符合要求扣1分	
	协助并指导患者正确漱口(清醒患者)	2	不符合要求扣2分	
	用压舌板撑开对侧颊部，用弯血管钳夹取棉球，由内向外纵向擦洗臼齿至门齿，顺序为上牙外侧面、下牙外侧面	6	一处不符合要求扣2分	
	用同法擦洗另一外侧面	6	一处不符合要求扣2分	
	嘱患者张开上、下齿，按顺序擦洗对侧牙齿上内侧面、上咬合面、下内侧面、下咬合面	10	一处不符合要求扣2分	
	以弧形擦洗对侧颊部	3	不符合要求扣3分	
	用同法擦洗另一侧	3	不符合要求扣3分	
	擦洗硬腭部、舌面、舌底，注意勿触及咽部，以免引起恶心	8	一处不符合要求扣2分	
	协助并指导患者漱口	1	不符合要求扣1分	
	擦净口周及口唇	2	一处不符合要求扣1分	
	询问患者对操作的感受，用手电观察口腔情况，如是否擦洗干净，有无棉球遗留，有无出血、溃疡等情况，必要时进行口腔用药	5	一处不符合要求扣1分	

续表

程序	规范项目	分值/分	评分标准	得分
操作流程	清点棉球数量	1	未清点扣 1 分	
	撤去弯盘和治疗巾	2	一处不符合要求扣 1 分	
	协助患者取舒适体位，整理床单位	2	一处不符合要求扣 1 分	
	洗手	1	未洗手扣 1 分	
	记录	1	未记录扣 1 分	
操作后评价	按消毒技术规范要求分类整理使用后的物品	3	不符合要求扣 3 分	
	正确指导患者，告知患者在操作过程中的配合事项、正确的漱口方法，以免引发呛咳或误吸	4	一处不符合要求扣 2 分	
	语言通俗易懂、态度和蔼、沟通有效	3	一处不符合要求扣 1 分	
	全过程动作熟练、规范、符合操作原则	3	一处不符合要求扣 1 分	
回答问题	目的：①保持口腔及牙齿清洁，消除口臭；②预防口腔感染，防止发生并发症；③观察口腔黏膜和舌苔有无异常，以便于了解病情变化	3	一处回答不全或回答错误扣 1 分	
	注意事项：包括以下几点。①擦洗过程动作轻柔，特别是对有凝血功能障碍的患者，应防止碰伤黏膜及牙龈；②昏迷患者需用开口器时，应将开口器从臼齿放入；若患者牙关紧闭，则不可用暴力使其张口，以免造成损伤；擦洗时需用止血钳夹紧棉球，每次 1 个，防止将棉球遗留在口腔内；棉球不可过湿，以防患者将溶液吸入呼吸道；③对有活动义齿者，应取下活动义齿，用冷水将活动义齿刷洗干净，在患者漱口后戴上；暂时不用活动义齿时，可将其浸泡于清水中，每日更换清水，禁用热水和消毒水浸泡活动义齿	3	一处回答不全或回答错误扣 1 分	
总分	—	100	—	

（韦艳娜，农小花）

任务22　头发护理

一、基本信息

头发护理的基本信息见表22－1。

表22－1　头发护理的基本信息

项目	基本内容
任务名称	头发护理
任务学时	2学时
任务目的	能够正确为患者实施床上洗头技术
案例导入	患者，女，30岁，右锁骨骨折，生活不能自理，已有5 d未洗头
任务分析	患者不能自行洗头，应如何为患者进行床上洗头
学习任务	1. 能够正确调节水温。 2. 能够正确在操作前用棉球塞两耳、用纱布遮盖双眼。 3. 能够正确实施床上洗头技术

二、工作流程

（一）操作流程

头发护理的操作流程见图22－1。

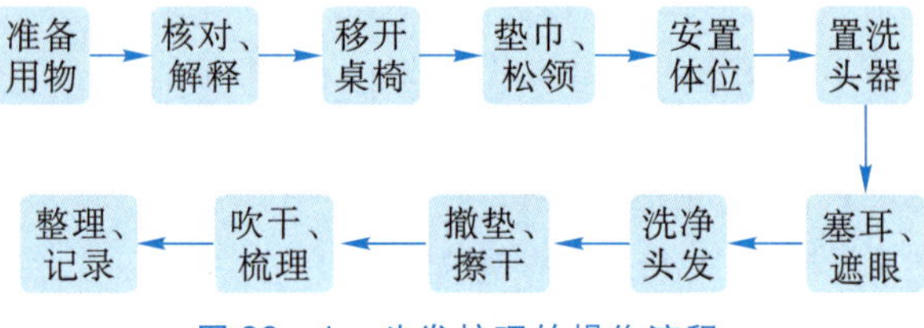

图22－1　头发护理的操作流程

（二）操作步骤

头发护理的操作步骤见表22－2。

表22－2　头发护理的操作步骤

操作步骤	具体内容
护理评估	1. 评估患者的病情、洗发习惯、自理能力及个人习惯。 2. 评估患者的心理反应、合作程度及头发状况
护理计划	1. 患者准备：了解操作的目的、方法。 2. 护士准备：保持着装整洁，洗手。

续表

操作步骤	具体内容
护理计划	3. 环境准备：环境宽敞、光线充足。 4. 用物准备：① 治疗盘内备小橡胶单、大毛巾、洗发液、冲洗壶或水杯、眼罩或纱布、别针、棉球、纸袋、吹风机；②软枕、马蹄形垫或洗头车、水壶（内盛 43～45 ℃的水）、水桶；③患者自备毛巾、梳子、镜子、护肤霜等
护理实施	1. 备齐用物，携至床旁，核对患者的床号、姓名，向患者解释操作的目的、方法。“您好，您已经 5 d 没有洗头了，我今天帮您洗一洗，你会感觉舒服一点，好吗？请问您需要上洗手间吗？” 2. 冬天关闭门窗，调节室温为 22～26 ℃，必要时使用屏风，按需给予便盆，放平床头，移开床旁桌椅。 3. 协助患者取仰卧位，上半身斜于床边，将其衣领松开，向内折毛巾，将之围于患者颈下，用别针别好。 4. 将小橡胶单和浴巾铺于软枕上，将软枕垫于患者肩下，将马蹄形垫置于患者后颈下，帮助患者颈部枕于马蹄型垫的凸起处，将患者头部置于水槽中，将马蹄形垫的下端置于污水桶中。“现在要为您洗头，我帮您把头移到洗头车上，好吗？” 5. 用棉球塞住双耳孔道，用纱布盖住双眼。“请您把眼睛闭上，我帮您用纱布遮挡一下。” 6. 松开头发，用温水冲湿头发，均匀涂洗发液，由发际至头顶反复揉搓，使用指腹轻轻地按摩头皮，然后用温水边冲边揉搓，直至冲洗干净。“现在开始洗头了，水温合适吗？力度可以吗？请问您有没有感觉不舒服？” 7. 解下颈部毛巾，擦去头发上的水渍，取下眼上的纱布和耳内的棉球，用毛巾包好头发，擦干面部。 8. 撤去马蹄形垫，将软枕从患者肩下移向床头，协助患者仰卧于床正中部，枕于软枕上。解下包头的毛巾，再用浴巾擦干头发，用梳子梳理整齐，用吹风机将头发吹干，梳理成型。“头发已经洗干净了，现在我要用吹风机把您的头发吹干，要不要帮您把头发扎起来，这样不易打结。” 9. 协助患者取舒适卧位，清理用物，整理床单位。“您需要更换体位吗？谢谢您的配合。”
护理评价	1. 患者头发清洁、个人形象好。 2. 沟通有效、动作轻柔、保证患者安全。 3. 保护患者自尊、满足其身心需要

三、多元评价

头发护理的多元评价见表 22－3。

表 22－3　头发护理的多元评价

评价项目/分	评价要点	分值/分	师评分/分	自评分/分	组评分/分	平均分/分	等级
学习态度（20）	按时完成自主学习任务	10					
	认真观摩示教	5					
	积极参与合作	5					
合作交流（30）	按流程规范操作	10					
	按小组分工合作练习	10					
	积极沟通	10					
学习效果（50）	按操作评分标准评价（表 22－4），将 100 分折合为 50 分						
评分：		组长签名：			教师签名：		

四、评分标准

头发护理的评分标准见表 22－4。

表 22－4　头发护理的评分标准

程序		分值/分	考评要点	评分等级			得分
				A	B	C	
护理评估		8	了解患者情况充分	3	2	1	
			检查头发情况正确	2	1	0	
			观察环境状况全面	3	2	1	
护理计划	患者准备	8	患者理解配合	2	1	0	
	环境准备		符合操作要求	2	1	0	
	护士准备		洗手、戴口罩正确	2	1	0	
	用物准备		准备齐全、放置合理	2	1	0	
护理实施	核对、解释	4	核对患者正确	2	1	0	
			解释清楚并取得合作	2	1	0	
	移开桌椅	4	移开床旁桌椅	2	1	0	
			将用物置于方便取用处	2	1	0	
	安置卧位	14	铺橡胶单及浴巾正确	2	1	0	
			折衣领、围毛巾方法正确	2	1	0	
			安置体位正确	3	2	1	

续表

程序		分值/分	考评要点	评分等级			得分
				A	B	C	
护理实施	安置卧位		用棉球塞耳、用纱布遮眼方法正确	3	2	1	
			选择洗发的方法恰当	4	2	0	
	洗净头发	27	洗发顺序、方法正确，用力恰当	10	8	6	
			无水入眼、耳，未沾湿衣领或床单	6	4	2	
			洗发干净、患者感觉舒适	6	4	2	
			观察并处理特殊情况正确	5	4	3	
	擦干梳发	15	毛巾包头、撤洗头用具方法正确	3	2	1	
			移枕、安置卧位正确、舒适	3	2	1	
			撤去塞耳棉球、盖眼纱布时机合适	3	2	1	
			用毛巾擦干面部、用护肤霜方法正确	3	2	1	
			擦干、吹干、梳理头发方法正确	3	2	1	
	整理记录	10	患者卧位舒适	3	2	1	
			整理床单位、清理用物及污水正确	5	4	3	
			洗手、记录正确	2	1	0	
护理评价		10	关爱患者、沟通有效	2	1	0	
			洗发方法正确、力度适宜	3	2	1	
			操作熟练、敏捷，整体计划性好	3	2	1	
			操作时间不超过 15 min	2	1	0	
关键缺陷		—	缺乏人文关怀为不及格	—	—	—	
总分		100	—	—	—	—	

（韦艳娜，农小花）

任务 23　皮肤护理

一、基本信息

皮肤护理的基本信息见表 23－1。

表 23－1　皮肤护理的基本信息

项目	基本内容
任务名称	皮肤护理
任务学时	2 学时
任务目的	能够正确为患者实施皮肤护理
案例导入	患者，女，72 岁，因脑出血入院。查体：体温 36.2 ℃，脉搏 84 次/分，呼吸频率 18 次/分，血压 154/96 mmHg，右侧肢体瘫痪，大小便失禁。请为患者实施皮肤护理
任务分析	患者卧床，如何为其进行床上擦浴？如何帮助其预防压疮的发生
学习任务	1. 学会观察皮肤情况的方法。 2. 学会背部按摩的方法。 3. 学会床上擦浴的具体方法

二、工作流程

(一) 皮肤护理的操作流程

皮肤护理的操作流程见图 23－1。

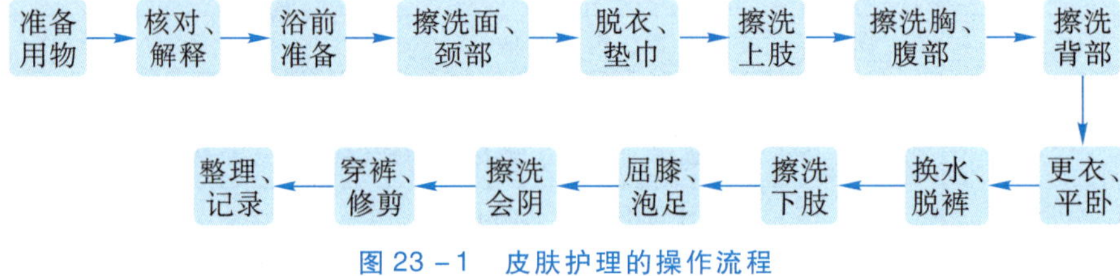

图 23－1　皮肤护理的操作流程

(二) 皮肤护理的操作步骤

皮肤护理的操作步骤见表 23－2。

表 23－2　皮肤护理的操作步骤

操作步骤	具体内容
护理评估	1. 评估患者的病情。 2. 评估患者的心理反应、合作程度。 3. 评估患者的皮肤状况
护理计划	1. 患者准备：明确操作目的，了解操作过程。 2. 护士准备：保持着装整洁，洗手，戴口罩。 3. 环境准备：关闭门窗，调节室温，用床帘遮挡。 4. 用物准备：具体如下。①治疗车上层：治疗盘内备浴巾、毛巾、治疗巾、橡胶单、治疗碗、弯盘、血管钳、棉球、一次性手套、香皂、指甲刀、梳子、50% 酒精、爽身粉等；治疗盘外备脸盆、水壶（内盛 50～52 ℃ 热水）、清洁衣裤、被单、手消毒液等。②治疗车下层：便盆、便盆巾、水桶、生活垃圾桶、医用垃圾桶等

续表

操作步骤	具体内容
护理实施	1. 备齐用物至床旁，核对患者的床号、姓名，向患者解释目的、方法。“您好，我是今天的当班护士，天气很热，您出了汗感觉不舒服吧？您躺在床上不方便，让我为您擦洗一下，这样会舒服点，好吗？请问您需要上洗手间吗？” 2. 关闭门窗、调节室温。 3. 将患者的身体移向床沿。 4. 放平床头及床尾支架，松开床尾盖被，将脸盆放于床旁桌上，倒入热水约2/3满，将毛巾叠成手套状，包在手上。清洁患者的面、颈部，按眼、额、颊、鼻翼、人中、耳后、下颌、颈部的顺序，再用干毛巾依次擦洗一遍。“我先帮您擦擦脸，水温您觉得合适吗？您现在感觉怎么样？冷吗？擦洗的力度合适吗？有什么不舒服的您可以告诉我。” 5. 为患者脱下上衣，铺浴巾于一侧手臂下面。先用涂肥皂的湿毛巾擦洗，再用湿毛巾擦净皂液，最后用浴巾擦干。先擦洗双上肢，再擦洗胸、腹部。 6. 翻身侧卧，依次擦后颈、背部、臀部，必要时给予背部按摩，换清洁上衣。 7. 协助患者平卧并脱下裤子，更换脸盆和热水，擦洗双下肢，用温水泡脚并擦干。 8. 换水后为患者清洁会阴部，再为患者换上清洁裤子。“擦洗完了，您现在感觉舒服吗？那您现在好好休息，有什么需要请按床头呼叫器，有问题我会及时过来处理的，谢谢您的配合。” 9. 整理床单位
护理评价	1. 护理措施恰当，未发生受凉、皮肤损伤等情况。 2. 患者背部放松、感觉舒适。 3. 患者及其家属获得压疮应对及背部按摩的知识和技能，护患关系良好

三、多元评价

皮肤护理的多元评价见表23－3。

表23－3 皮肤护理的多元评价

评价项目/分	评价要点	分值/分	师评分/分	自评分/分	组评分/分	平均分/分	等级
学习态度（20）	按时完成自主学习任务	10					
	认真观摩示教	5					
	积极参与合作	5					
合作交流（30）	按流程规范操作	10					
	按小组分工合作练习	10					
	积极沟通	10					

续表

评价项目/分	评价要点	分值/分	师评分/分	自评分/分	组评分/分	平均分/分	等级
学习效果（50）	按操作评分标准评价（表 23－4），将 100 分折合为 50 分						
评分：		组长签名：		教师签名：			

四、评分标准

皮肤护理的评分标准见表 23－4。

表 23－4　皮肤护理的评分标准

程序		分值/分	考评要点	评分等级			得分
				A	B	C	
护理评估		8	了解患者情况充分	3	2	1	
			检查皮肤情况全面	2	1	0	
			检查各种管道安置情况正确	3	2	1	
护理计划	患者准备	8	理解、配合，已排大小便	2	1	0	
	环境准备		符合操作要求	2	1	0	
	护士准备		洗手、戴口罩正确	2	1	0	
	用物准备		准备齐全、摆放合理	2	1	0	
护理实施	核对、解释	4	核对患者正确	2	1	0	
			解释清楚并取得合作	2	1	0	
	安置患者	4	患者体位舒适，遮挡、保暖措施得当	2	1	0	
			调节水温合适	2	1	0	
	擦洗面部	6	缠绕毛巾方法正确	2	1	0	
			擦洗面部手法、顺序正确	4	3	2	
	擦洗上肢	11	脱衣方法正确	2	1	0	
			擦洗上肢方法、顺序正确	5	3	2	
			擦洗部位无遗漏、未沾湿床铺	4	3	2	
	泡洗双手	4	泡洗方法正确，患者肢体舒适	4	3	2	
	擦洗胸、腹部	8	遮盖患者方法正确	2	1	0	
			擦洗方法、顺序正确	4	3	2	
			擦洗部位无遗漏、未沾湿床铺	2	1	0	
	擦洗背部	15	翻身侧卧方法正确	2	1	0	
			擦洗方法、顺序正确	6	4	2	
			擦洗部位无遗漏、未沾湿床铺	2	1	0	

续表

程序		分值/分	考评要点	评分等级			得分
				A	B	C	
护理实施	擦洗背部	15	按需用50%酒精按摩背部	3	2	1	
			协助穿衣方法正确	2	1	0	
	擦洗下肢	10	脱裤方法正确	2	1	0	
			擦洗方法、顺序正确	6	4	2	
			擦洗部位无遗漏、未沾湿床铺	2	1	0	
	泡洗双脚	2	泡洗方法正确、未沾湿床铺	2	1	0	
	擦洗会阴	4	协助或指导患者擦洗会阴部方法正确	2	1	0	
			协助穿裤方法正确	2	1	0	
	整理记录	6	患者卧位舒适	2	1	0	
			整理床单位、清理用物方法正确	2	1	0	
			洗手、记录、签名正确	2	1	0	
护理评价		10	关爱患者、沟通有效	2	1	0	
			擦浴方法、顺序正确、未沾湿床铺	3	2	1	
			操作熟练、敏捷，整体计划性好	3	2	1	
			操作时间不超过20 min	2	1	0	
关键缺陷		—	无人文关怀，无沟通，操作不符合节时、省力原则，擦洗方法、顺序错误，脱、穿衣服方法错误，衣服、床铺沾湿等均不及格	—	—	—	
总分		100	—	—	—	—	

（韦艳娜）

任务24 卧有患者床更换床单法

一、基本信息

卧有患者床更换床单法的基本信息见表24－1。

表24－1 卧有患者床更换床单法的基本信息

项目	基本内容
任务名称	卧有患者床更换床单法
任务学时	2学时

续表

项目	基本内容
任务目的	1. 保持床铺的清洁、干燥、平整，使患者感觉舒适。 2. 观察患者的病情变化，预防压疮等并发症的发生。 3. 保持病房的整洁、美观
案例导入	患者，男，51 岁，因急性阑尾炎发作入院，接受急诊阑尾切除术，术后卧床休息，因在床上进食时不小心打翻水杯，将床单弄湿，故需要更换床单。请问护士应如何为卧床患者更换床单
任务分析	该患者接受急诊阑尾切除术后，神志清醒，但虚弱，暂时不可下床，床单已湿，需立即为其更换床单
学习任务	1. 学会给卧床患者更换床单。 2. 根据患者的病情选择合适的更换床单的方式(单人或双人)。 3. 通过练习，培养学生的合作意识，激发其爱伤观念，使其学会关爱患者

二、工作流程

(一)操作流程

卧有患者床更换床单法的操作流程见图 24－1。

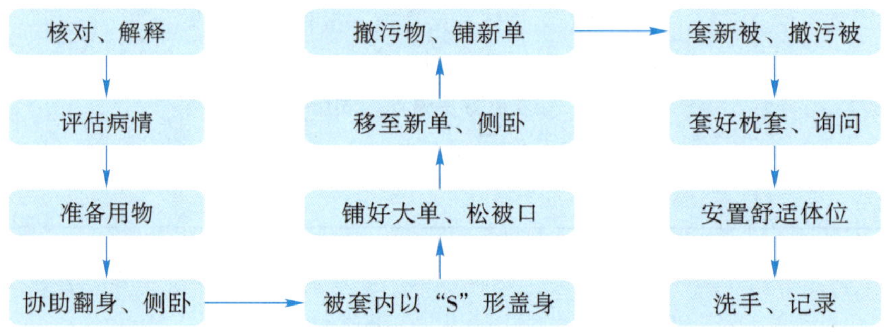

图 24－1　卧有患者床更换床单法的操作流程

(二)操作步骤

卧有患者床更换床单法的操作步骤见表 24－2。

表 24－2　卧有患者床更换床单法的操作步骤

操作步骤	具体内容
护理评估	1. 评估患者的病情、意识状态、躯体活动情况、皮肤状况及是否能配合。 2. 确定温、湿度适宜，室内无患者治疗和进餐
护理计划	1. 患者准备：病情允许，患者了解操作的目的和配合方法。 2. 护士准备：保持着装整洁，洗手，戴口罩。

续表

操作步骤	具体内容
护理计划	3. 环境准备：环境清洁、安全、光线充足，根据患者需要调节室温、关闭门窗。 4. 用物准备：手消毒液、带污物袋的双层护理车，按操作前后顺序准备大单、中单、枕套各 1 条，以及床刷、一次性床刷套
护理实施	1. 携用物至床旁，核对患者的床号、姓名、腕带，向患者解释操作目的并取得配合。询问患者是否需要使用便器，酌情关闭门窗。 2. 移开床旁桌椅，将椅子移至床尾。 3. 松开床尾盖被，将枕头移向一侧，协助患者翻身、侧卧并移至床旁。 4. 将近侧大单从床头往床尾方向全部松开，将污染面向内卷入患者身下。 5. 用床刷从床头至床尾方向将污物、头发等扫出，将床刷放于床尾处。 6. 将清洁的大单和床的中线对齐后向两边铺开，将对侧大单正面(清洁面)向内卷起后塞入患者身下(污染大单的下面)，然后将近侧大单按顺序平整铺开并塞入床褥下。 7. 拉起近侧床栏，先让患者平躺，协助患者移向铺好一侧的大单，翻身侧卧，注意为患者保暖。 8. 转至对侧，拉下床栏，从床头往床尾方向将污染大单撤出，放入床尾治疗车下层；用床刷将碎屑、头发扫出，将床刷放回治疗车下层。 9. 从患者身下将干净的大单卷出(注意动作轻柔)，按先床头、后床尾的顺序将大单铺好并塞入床垫下，拉起床栏。 10. 协助患者翻身平躺，询问患者感受。 11. 松开被筒，解开被尾系带，将棉胎在污被套内竖折 3 折(先折对侧、后折近侧)，按“S”形折叠拉出，放于床尾。 12. 将清洁被套正面朝外铺于污被套之上，被套中线与床中线对齐，嘱患者协助抓住被套头端。 13. 将清洁被套尾端向上打开 1/3，将棉胎套入清洁被套内，拉平棉胎和被套，系好床尾系带，将两侧盖被向内与床沿平齐折叠，将尾端向内平床尾折叠。 14. 一手托起患者头、颈部，另一手取出枕头，撤下污染枕套并放入治疗车下层。 15. 换上清洁枕套，拍松枕头后放入患者头下，使枕头开口端背门。 16. 协助患者取舒适卧位，必要时拉起床栏，还原床旁桌椅，清理用物
护理评价	1. 操作全过程动作轻稳、熟练、规范，符合节时、省力原则。 2. 铺好的床单位平整、无皱褶，枕头充实、放置合理，床单位整洁、美观
注意事项	1. 保证患者安全、舒适、安全、无并发症发生。 2. 随时观察病情，若病情有变化，则应立即停止操作并处理。 3. 扫床时应一床一套(巾)，对床头柜应一桌一抹布，用后消毒。 4. 对患者的床单、被套应每周更换 1 次，若被血液、尿液等污染，则应立即更换

三、多元评价

卧有患者床更换床单法的多元评价见表 24－3。

表 24－3 卧有患者床更换床单法的多元评价

评价项目/分	评价要点	分值/分	师评分/分	自评分/分	组评分/分	平均分/分	等级
学习态度（20）	按时完成自主学习任务	10					
	认真观摩示教	5					
	积极参与合作	5					
合作交流（30）	按流程规范操作	10					
	按小组分工合作练习	10					
	积极沟通	10					
学习效果（50）	按操作评分标准评价（表 24－4），将 100 分折合为 50 分						
评分：		组长签名：			教师签名：		

四、评分标准

卧有患者床更换床单法的评分标准见表 24－4。

表 24－4 卧有患者床更换床单法的评分标准

程序	规范项目	分值/分	评分标准	得分
操作前准备	仪表端庄、着装整洁	2	一处不符合要求扣 1 分	
	评估：①了解患者病情（如意识状态、各种管道、肢体活动情况、自理能力等）；②向患者解释操作目的，取得配合	8	一处不符合要求扣 4 分	
	洗手，戴口罩	2	一处不符合要求扣 1 分	
	准备用物：手消毒液、带污物袋的双层护理车，按操作前后顺序准备大单、中单、枕套各 1 条，以及床刷、一次性床刷套	6	少一件或一件不符合要求扣 0.5 分，扣完 6 分为止	
操作流程	携用物至床旁，核对患者的床号、姓名	2	一处不符合要求扣 1 分	
	指导患者配合，移动床旁桌椅，以方便操作	2	一处不符合要求扣 1 分	
	松被尾，移枕，侧卧，观察患者背部受压情况及反应	4	一处不符合要求扣 1 分	

续表

程序	规范项目	分值/分	评分标准	得分
操作流程	安排妥当各种引流管及治疗措施(如有引流管及其他治疗措施，则应先从没有的一侧开始更换)	5	不符合要求扣5分	
	松开近侧大单及中单，将中单卷至患者身下	4	一处不符合要求扣2分	
	扫橡胶中单(从床头扫到床尾、过中线，将床刷放在床褥下，或将一次性中单卷至患者身下)后，将其搭在患者身上，将大单卷至患者身下，扫床褥(从床头到床尾分两到三节扫床褥过中线)，将床刷放于对侧床尾	5	一处不符合要求扣1分	
	取清洁大单，对齐中线，将远侧半边向内卷至患者身下，再将近侧半边铺好、拉平(近侧床头、床尾、床中间)	8	一处不符合要求扣2分	
	将橡胶中单(或换上干净的一次性中单)拉下、铺平，铺清洁中单，协助患者翻身平卧	6	一处不符合要求扣2分	
	转至对侧，移枕头，协助患者侧卧，检查皮肤，将各层污单卷出并置于污物袋内或治疗车下层	5	一处不符合要求扣1分	
	扫橡胶中单后，将其搭在患者身上(从床头到床尾扫过中线，将床刷放在床垫下)，扫床褥(从床头到床尾分两到三节扫床褥过中线)，将床刷套放于治疗车下层，将患者身下的清洁大单、橡胶中单(或干净的一次性中单)、清洁中单逐层拉出铺好	8	一处不符合要求扣2分	
	移枕，协助患者平卧	2	一处不符合要求扣1分	
	换枕套时，托住患者头、颈部，将枕头撤出，取下污枕套并置于污物袋内，套好新枕套，确保枕套四角充实；一手托住头部，另一手将枕头置于患者头下	4	一处不符合要求扣2分	
	整理近侧盖被，协助患者取舒适体位；转至对侧整理盖被，在床尾将被尾反折	4	一处不符合要求扣2分	
	将床旁桌椅搬回原处	2	一处不符合要求扣2分	
	询问患者对操作的感受，致谢	2	一处不符合要求扣1分	
	洗手	2	未洗手扣2分	

续表

程序	规范项目	分值/分	评分标准	得分
操作后评价	按消毒技术规范要求分类整理使用后的物品	3	不符合要求扣 3 分	
	正确指导患者：①及时反映自己的感觉及不适；②告知患者主要步骤及配合方法	4	一处不符合要求扣 2 分	
	语言通俗易懂、态度和蔼、沟通有效	3	一处不符合要求扣 1 分	
	全过程动作熟练、规范、符合操作原则	3	一处不符合要求扣 1 分	
回答问题	目的：为卧床患者更换床单、枕套，使其舒适并保持病房整洁，以利于观察患者、预防压疮	1	一处回答不全或回答错误扣 1 分	
	注意事项：①保证患者安全、体位舒适；②注意节力；③注意观察病情变化	3	一处回答不全或回答错误扣 1 分	
总分	—	100	—	

（刘柳萱）

模块 6　饮食护理

任务 25　一般饮食护理

患者入院后，医生根据患者的病情开出饮食医嘱，确定患者的饮食种类，护士将饮食种类填写在患者的床头卡上，并告知患者遵循医生开具的饮食医嘱要求；当医生变更患者的饮食医嘱时，护士应及时更改并通知患者。

一般饮食护理主要分为进食前护理、进食中护理及进食后护理。

一、进食前护理

(一)饮食指导

护士应根据医嘱确定的饮食种类，向患者进行解释和指导，说明进食此类饮食的意义，以取得患者的主动配合。进行饮食指导时应尽量符合患者的饮食习惯，根据具体情况指导和帮助患者摄取合理饮食，尽量用一些患者容易接受的食物代替限制的食物，使用替代的调味品或佐料，以使患者适应饮食习惯的改变，从而保证饮食计划的顺利实施。

(二)提供舒适的进食环境

(1)进食前应暂停非紧急的治疗、检查和护理操作。

(2)整理床单位，饭前半小时开窗通风、移去便器。

(3)若同病房有危重患者，则应以屏风遮挡。

(4)若有条件，则可安排患者在餐厅进餐，集体进餐可促进食欲。

(三)患者准备

(1)减少或去除各种引起不舒适的因素：对疼痛者给予适时止痛，以减轻痛苦；对高热者进行适时降温；对焦虑、忧郁的患者给予心理疏导；当因特定卧位引起疲劳时，应帮助患者更换卧位或按摩相应部位。

(2)督促或协助患者洗手及漱口：对病情严重者给予口腔护理，以促进食欲。

(3)协助患者采取舒适的进食姿势：若病情允许，则可协助患者下床进食；对不便下床者，可协助取坐位或半坐位并放置床上桌及餐具；对卧床患者，协助取侧卧位或仰卧位(头偏向一侧)并给予适当支托。

二、进食中护理

(一)分发食物

护士洗净双手，保持着装整洁，督促并协助配餐员将热饭菜准确、及时地分送给每一位患者。

(二)鼓励进餐

巡视、观察患者的进食情况，鼓励患者自行进食。检查治疗饮食、试验饮食的实施和落实情况，适时督促。对家属或访客带来的食物，需经护士检查，查看是否符合治疗、护理要求，符合治疗、护理要求后方可食用，必要时协助加热。

(三)协助进食

对不能自行进食的患者，应给予喂食。喂食时应根据患者的进食习惯耐心喂食。每次喂食量、速度适中，温度适宜，饭和菜、固体和液体食物应轮流喂食。进流质饮食的患者，可用吸管吸吮。对双目失明或眼睛被遮盖的患者，除遵守上述喂食要求外，还应告之食物内容，以增加其进食兴趣，促进消化液分泌。若患者要求自行进食，则可按时钟平面图放置食物，并告知方向、食品名称，以利于患者按顺序自行摄取。如在 6 点钟处放饭，在 12 点钟处放汤，在 9 点钟和 3 点钟处放菜等(图 25 －1)。

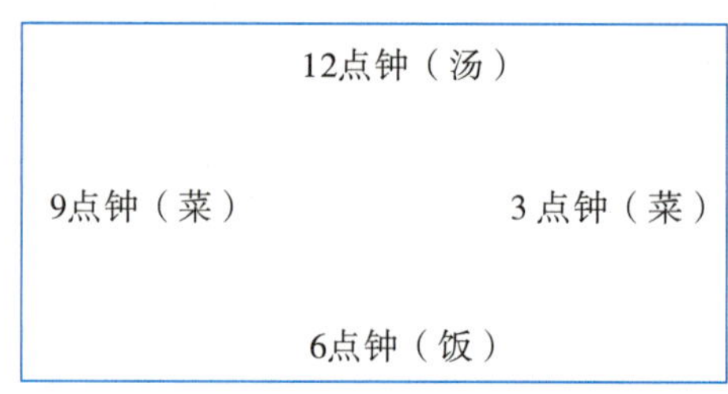

图 25 －1　食物放置平面图

(四)特殊问题的处理

及时处理患者进食过程中的特殊问题。如果患者出现恶心，则应指导其做深呼吸动作并暂停进食。如果发生呕吐，则应将患者的头部偏向一侧，防止呕吐物进入气管并尽快清除呕吐物，及时更换被污染的被服，帮助患者漱口，开窗通风，同时注意观察呕吐物的性状、量和气味等并做好记录。

三、进食后护理

(一)撤物、洗漱

及时撤去餐具，清理食物残渣，督促或协助患者饭后洗手、漱口或为患者做口腔护理、整理床单位。

(二)评估、记录

餐后根据需要做好护理记录，如进食的种类、量，患者进食时和进食后的反应等，以评估患者的进食是否能满足营养需求。

(三)做好交接班

对暂时禁食或延迟进食的患者，应做好交接班。

(四)征求意见

经常征求患者对医院饮食管理的意见并及时反馈给相关部门，以便于改进工作。

(韦秀才)

任务26　鼻饲技术

一、基本信息

鼻饲技术的基本信息见表26－1。

表26－1　鼻饲技术的基本信息

项目	基本内容
任务名称	鼻饲技术
任务学时	4学时
任务目的	将胃管经鼻腔插入胃内，从胃管内灌注流质饮食、水分及药物。鼻饲技术适用于不能经口进食的患者，如昏迷患者、口腔疾病患者、口腔手术后的患者、破伤风患者及早产儿等
案例导入	患者，男，65岁，接受口腔疾病手术治疗后病情得到控制，目前神志清醒，但不能经口进食，遵医嘱需给予鼻饲饮食
任务分析	对接受口腔手术后不能经口进食的患者，为满足其对营养和治疗的需求，给予鼻饲饮食。对清醒患者实施插胃管法，插胃管时患者可取坐位或半卧位
学习任务	1. 学生熟练掌握测量插胃管长度的方法及确认胃管在胃内的三种方法。 2. 经过练习，学生能够熟练掌握清醒患者和昏迷患者插胃管鼻饲技术。 3. 操作前、后能与患者或其家属有效沟通；操作中态度严谨，防止差错发生，关爱、尊重患者，治疗和护理做到人性化

二、工作流程

（一）操作流程

鼻饲技术的操作流程见图26－1。

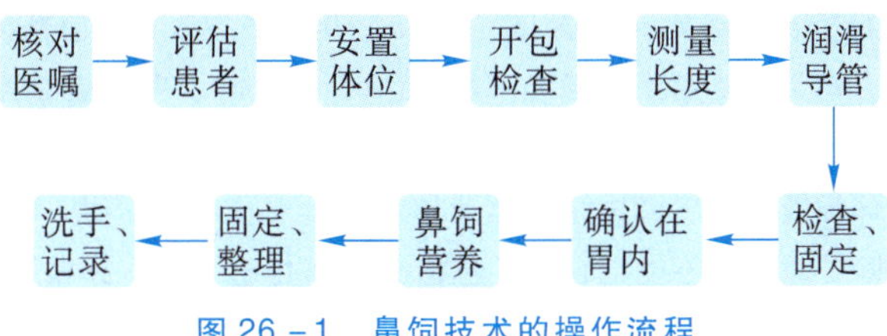

图26－1　鼻饲技术的操作流程

（二）操作步骤

鼻饲技术的操作步骤见表26－2。

表 26－2　鼻饲技术的操作步骤

操作步骤	具体内容
护理评估	1. 评估患者的一般情况，如年龄、病情、意识状态、鼻腔通畅性及治疗情况等。 2. 评估患者的认知反应，如对鼻饲饮食的认知、心理状态及合作程度
护理计划	1. 患者准备：告知操作目的、配合方法及注意事项，消除其紧张情绪。 2. 护士准备：保持着装整洁，洗手。 3. 环境准备：环境整洁、舒适、光线充足。 4. 用物准备：具体如下。①治疗车上层：a. 插管时治疗盘内放置无菌鼻饲包[含治疗碗、胃管(胃管可选用橡胶、硅胶或新型胃管)、镊子、止血钳、纱布、压舌板、治疗巾、50 mL 注射器]、液体石蜡、棉签、胶布、橡皮圈或夹子、别针、听诊器、手电筒、弯盘、流质饮食(38～40 ℃)、水温计、温开水；b. 拔管时治疗盘内放置治疗碗(内放纱布)、治疗巾、弯盘、棉签、松节油、酒精、漱口杯(内盛温开水)，治疗盘外备手消毒剂。②治疗车下层：医用垃圾桶、生活垃圾桶(图 26－2)
护理实施	1. 两人核对：核对医嘱及治疗单。 2. 评估患者：持治疗单与患者核对，同时核对床头卡。“您好！我是今天的当班护士，请问您能告诉我您的床号和姓名吗？我能核对一下您的腕带吗？根据您的病情，遵医嘱我要为您插胃管，就是用一根软管经鼻腔插入胃内，从胃管内灌注流质饮食、水分和药物，来确保您的营养和治疗需求。您以前插过胃管吗？现在请您闭眼，我检查一下您的鼻腔及通气情况。您的鼻中隔无偏曲，鼻黏膜完好、无肿胀、无息肉、无分泌物，可以进行插管。您先休息，我去准备用物。” 3. 核对、解释：洗手，戴口罩，备齐用物后携至床旁，核对患者并向患者解释。“用物已经准备好了，即将插管，请您不要紧张，根据我的指导配合我做吞咽动作就可以了，我会尽量动作轻柔的。” 4. 安置体位：抬高床头 30°，用棉签蘸温水清洁一侧鼻腔，拉下胸前棉被，用手确定剑突位置。 5. 开包检查：打开鼻饲包，开灌注器，开胃管，戴手套，铺巾，再次触摸剑突位置并做好标记。 6. 测量长度：从前额发际到剑突，成人 45～55 cm，婴幼儿 14～18 cm。 7. 润滑插管：润滑胃管前端 15～20 cm，用镊子夹紧胃管前端插管。“您好！现在为您插管，请您不要紧张。”插至咽喉部(10～15 cm)，嘱患者做吞咽动作。“请您像吞面条那样大口大口地吞，好，再吞。”口述：在插管过程中，如患者出现恶心、呕吐，则应暂停插管，嘱患者做深呼吸动作，如出现呛咳、发绀、呼吸困难，则应立即将胃管拔除；对昏迷不能配合者，应将其头部托起，使下颌靠近胸骨柄，再将胃管沿后壁缓慢插至预定长度。 8. 检查固定：检查口腔内有无胃管盘曲，初步固定胃管于鼻翼。 9. 确认胃管在胃内：直接用注射器回抽胃液。口述：检查胃管是否在胃内。方法一：用注射器回抽，有胃液抽出。方法二：注入 10 mL 空气，用听诊器在胃部听到气过水声。方法三：将胃管末端放入盛有水的治疗碗中，无气泡逸出即证明胃管在胃内。

续表

操作步骤	具体内容
护理实施	10. 鼻饲营养：先注入少量温开水，再缓慢注入 100 mL 牛奶，推注过程中密切观察患者情况。“您现在有什么不舒服吗?”然后再注入少量温开水(20～50 mL)。 11. 固定整理：封闭并反折胃管末端，用纱布包裹好，撤治疗巾，脱手套，进一步固定胃管于面颊、衣领处，签好插胃管标识并贴于胃管末端。整理用物及床单位。“为了避免餐后不适，请您保持这个体位休息 30 min，如有任何不适，请您按呼叫器。感谢您的配合！” 12. 洗手，记录
护理评价	1. 无菌观念强，认真核对无差错。 2. 动作轻稳、操作规范、流程正确、插管一次成功。 3. 关爱患者，护患沟通有效，患者积极配合护士
注意事项	1. 插管动作轻稳，通过食管狭窄处时尤需注意，避免损伤食管黏膜。 2. 昏迷患者因吞咽和咳嗽反射消失，不能合作，为提高插管成功率，在插管前，可将患者头向后仰，当插至 15 cm(会厌部)时，用左手将患者头部托起，使下颌靠近胸骨柄，以增大咽部通道的弧度，便于胃管顺利通过会厌部。 3. 每次灌食前，应先检查胃管是否在胃内，确认无误后方可灌食。每次灌注量不超过 200 mL，食物温度以 38～40 ℃为宜，两次灌注间隔时间不少于 2 h。 4. 对长期鼻饲者，应每周更换胃管 1 次(晚上最后一次灌食后拔除，次日再由另一鼻孔插入)

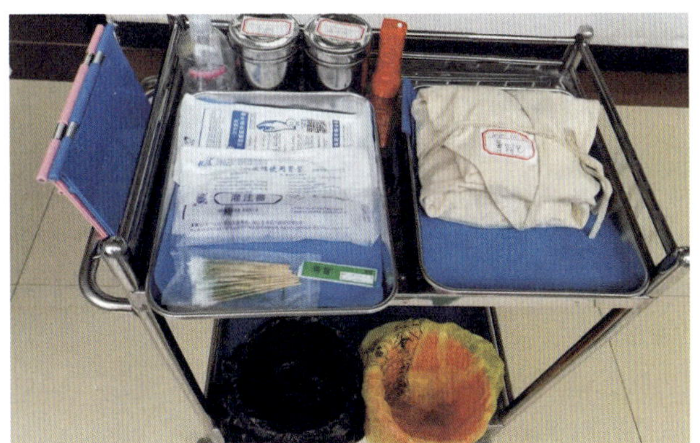

图 26－2 鼻饲技术的用物准备

三、多元评价

鼻饲技术的多元评价见表 26－3。

表 26－3　鼻饲技术的多元评价

评价项目/分	评价要点	分值/分	师评分/分	自评分/分	组评分/分	平均分/分	等级
学习态度（20）	按时完成自主学习任务	10					
	认真观摩示教	5					
	积极参与合作	5					
合作交流（30）	按流程规范操作	10					
	按小组分工合作练习	10					
	积极沟通	10					
学习效果（50）	按操作评分标准评价（表 26－4），将 100 分折合为 50 分						
评分：		组长签名：		教师签名：			

四、评分标准

鼻饲技术的评分标准见表 26－4。

表 26－4　鼻饲技术的评分标准

程序	规范项目	分值/分	评分标准	得分
操作前准备	仪表端庄、着装整洁	2	一处不符合要求扣 1 分	
	核对医嘱、治疗单	2	一处不符合要求扣 1 分	
	评估：①询问患者身体状况，了解有无插管经历；②评估患者鼻腔情况，如鼻腔黏膜有无肿胀、炎症、息肉，鼻中隔是否偏曲等；③询问患者既往有无鼻部疾病；④向患者解释操作目的，取得配合	8	一处不符合要求扣 2 分	
	洗手，戴口罩	2	一处不符合要求扣 1 分	
	用物准备：具体如下。①治疗车上层：a. 插管时治疗盘内放置无菌鼻饲包[含治疗碗、胃管（胃管可选用橡胶、硅胶或新型胃管）、镊子、止血钳、纱布、压舌板、治疗巾、50 mL注射器]、液体石蜡、棉签、胶布、橡皮圈或夹子、别针、听诊器、手电筒、弯盘、流质饮食（38～40 ℃）、水温计、温开水；b. 拔管时治疗盘内放置治疗碗（内放纱布）、治疗巾、弯盘、棉签、松节油、酒精、漱口杯（内盛温开水），治疗盘外备手消毒剂。②治疗车下层：医用垃圾桶、生活垃圾桶	8	少一件或一件不符合要求扣 0.5 分，扣完 8 分为止	

续表

程序	规范项目	分值/分	评分标准	得分
操作流程	携用物至床旁，核对患者的床号、姓名	2	一处不符合要求扣1分	
	告知患者配合的方法，协助患者取侧卧位或面向护士	2	一处不符合要求扣1分	
	在患者颌下铺巾，放置弯盘，清洁鼻腔	3	一处不符合要求扣1分	
	戴手套，检查胃管是否通畅，用液体石蜡润滑胃管前端，测量插管长度（成人为45～55 cm，婴幼儿为14～18 cm），即从发际到剑突的距离或从鼻尖到耳垂的距离+从耳垂到剑突的距离，做好标记	5	一处不符合要求扣1分	
	告知患者可能出现的不适及配合方法，将胃管沿一侧鼻孔轻轻插入，到咽喉部（插入10～15 cm）时，指导患者做吞咽动作，随后迅速将胃管插入	4	一处不符合要求扣1分	
	证实胃管在胃内，可选用以下方法：①在胃管末端接注射器，抽吸后有胃液抽出；②置听诊器于胃部，用注射器从胃管注入10 mL空气，听到气过水声；③当患者呼气时，将胃管末端置入治疗碗水中，无气泡逸出	9	一处不符合要求扣3分	
	固定胃管	1	不符合要求扣1分	
	检查鼻饲饮食温度	1	不符合要求扣1分	
	注入适宜温度的鼻饲饮食：一手折起胃管末端并加以固定，另一手用甘油注射器抽吸少量温开水并注入胃内，再缓缓注入流质饮食或药液，注入量不超过200 mL；用营养泵持续滴入时，将流质饮食放在专用容器内，在滴注端接胃管，注意观察患者反应	8	一处不符合要求扣4分	
	鼻饲结束，再注入少量温开水（20～50 mL）	1	不符合要求扣1分	
	拔除胃管：揭去固定的胶布，嘱患者深吸一口气并屏住呼吸，用纱布包裹近鼻孔端的胃管，边拔边用纱布擦胃管，拔到咽喉处时快速拔除，清洁患者的口、鼻、面部，擦净胶布痕迹	7	一处不符合要求扣1分	

续表

程序	规范项目	分值/分	评分标准	得分
操作流程	鼻饲管的维持：封闭胃管末端，将胃管末端抬高、反折、用纱布包好、用橡皮圈或夹子夹紧，用别针固定胃管于患者枕旁或衣服上	5	一处不符合要求扣1分	
	撤去弯盘和治疗巾，脱手套	2	一处不符合要求扣1分	
	询问患者对操作的感受，了解患者的满意度	2	一处不符合要求扣1分	
	协助患者取舒适体位，整理床单元和用物	2	一处不符合要求扣1分	
	洗手	1	未洗手扣1分	
	记录	1	未记录扣1分	
操作后评价	按消毒技术规范要求分类整理使用后的物品	3	不符合要求扣3分	
	正确指导患者：①告知插胃管和鼻饲可能造成的不良反应；②告知患者鼻饲操作过程中的不适及配合方法；③指导患者在恶心时做深呼吸动作；④指导患者在带管过程中的注意事项，避免胃管脱出	8	一处不符合要求扣2分	
	语言通俗易懂、态度和蔼、沟通有效	3	一处不符合要求扣1分	
	全过程动作熟练、规范、符合操作原则	3	一处不符合要求扣1分	
回答问题	目的：通过胃管供给不能经口进食的患者营养丰富的流质饮食，保证患者能摄入足够的蛋白质、热量、水分和药物	1	一处回答不全或回答错误扣1分	
	注意事项：①插管动作轻稳，通过食管狭窄处时尤需注意，避免损伤食管黏膜；②昏迷患者因吞咽和咳嗽反射消失，不能合作，为提高插管成功率，在插管前将患者头向后仰，当插至15 cm（会厌部）时，用左手将患者头部托起，使下颌靠近胸骨柄，以增大咽部通道的弧度，便于胃管顺利通过会厌部；③每次灌食前，应先检查胃管是否在胃内，确认无误后方可灌食，每次灌注量不超过200 mL，温度38～40 ℃，间隔时间不少于2 h；④对长期鼻饲者，应每周更换胃管1次（晚上最后一次灌食后拔除，次日再由另一鼻孔插入）	4	一处回答不全或回答错误扣1分	
总分	—	100	—	

（卢秋妍）

模块 7　排泄护理

任务 27　导尿技术

一、基本信息

导尿技术的基本信息见表 27－1。

表 27－1　导尿技术的基本信息

项目	基本内容
任务名称	导尿技术
任务学时	4 学时
任务目的	1. 为尿潴留患者引流出尿液，减轻其痛苦。 2. 协助临床诊断，如留取未受污染的尿标本做细菌培养；测量膀胱容量；进行尿道造影或膀胱造影等。 3. 为膀胱肿瘤患者行膀胱化疗
案例导入	患者，男，67 岁，因 18 h 未能自行排尿而来院就诊。患者膀胱区膨隆，腹胀难忍，主诉“有强烈尿意，但无法排出，用各种方法诱导排尿均无效”。护士应该如何处理
任务分析	该患者为尿潴留，在应用各种方法诱导排尿均无效的情况下，应进行导尿操作，以帮助患者排尿，注意初次放尿量不应超过 1000 mL
学习任务	1. 学生熟练掌握男性、女性尿道的解剖特点。 2. 经过练习，学生能够熟练掌握男性、女性导尿技术。 3. 操作前、后能与患者有效沟通；操作中严谨，保持慎独意识，防止发生差错。 4. 关爱、尊重患者，提供人性化的治疗和护理

二、工作流程

（一）操作流程

导尿技术的操作流程见图 27－1。

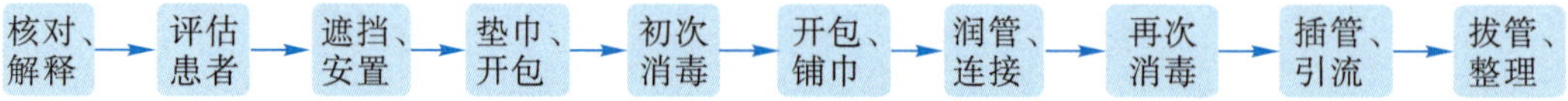

核对、解释 → 评估患者 → 遮挡、安置 → 垫巾、开包 → 初次消毒 → 开包、铺巾 → 润管、连接 → 再次消毒 → 插管、引流 → 拔管、整理

图 27－1　导尿技术的操作流程

（二）操作步骤

导尿技术的操作步骤见表 27－2。

表 27－2　导尿技术的操作步骤

操作步骤	具体内容
护理评估	1. 评估患者的一般情况，如年龄、病情、治疗经过及会阴部皮肤情况。 2. 评估患者的认知反应，如对导尿技术的认知、心理状态及合作程度
护理计划	1. 患者准备：告知操作目的、配合方法，消除其焦虑及紧张情绪。 2. 护士准备：保持着装整洁、洗手。 3. 环境准备：环境清洁、舒适、光线充足。 4. 用物准备：具体如下。①治疗车上层：治疗盘、一次性导尿包、一次性垫巾或小橡胶单、治疗巾、弯盘、手消毒液、浴巾。一次性导尿包内置有初次消毒用物、再次消毒用物和导尿用物。导尿管一般分为单腔导尿管（用于一次性导尿）、双腔导尿管（用于留置导尿）、三腔导尿管（用于膀胱冲洗或向膀胱给药）三种。根据患者的导尿目的选择合适的导尿管。②治疗车下层：便盆、便盆巾、生活垃圾桶、医用垃圾桶（图 27－2）
护理实施	1. 两人核对：核对医嘱及治疗单。 2. 评估患者：持治疗单与患者核对，核对床头卡。“您好！我是今天的当班护士，请问您能告诉我您的床号和姓名吗？我能核对一下您的腕带吗？根据您的病情，遵医嘱我要为您插尿管，以帮助您排尿，您以前插过尿管吗？请不要紧张，根据我的指导配合就可以了，我会尽量动作轻柔的。” 3. 核对、解释：洗手、戴口罩，备齐用物后携至床旁，核对患者并向患者解释。 4. 遮挡、安置：拉上床帘，协助患者褪下对侧裤子，摆好体位，在臀下垫好一次性垫巾。 5. 初次消毒：检查无菌导尿包，打开并取出初次消毒包，一手戴手套，另一手持镊子，夹取消毒棉球，依次消毒阴阜、阴茎背侧、阴茎腹侧、阴囊，用戴手套的手取无菌纱布，包裹阴茎，将包皮后推，自尿道口从内向外旋转消毒尿道口、龟头、冠状沟。“现在我先给您进行初次消毒，可能会有些凉，请忍耐一下。” 6. 开包、铺巾：将无菌导尿包置于患者两腿之间，按无菌要求开包，戴无菌手套，铺洞巾。 7. 润管、连接：按操作顺序排列好用物，润滑导尿管前端，连接导尿管和集尿袋。 8. 再次消毒：左手用纱布包住阴茎，将包皮后推，右手持消毒棉球，依次消毒尿道口、龟头、冠状沟、阴茎、尿道口。 9. 插管引流：左手继续固定并提起阴茎，使之与腹壁呈 60°，右手用镊子夹导尿管前端，对准尿道口轻轻插入 20～22 cm，将尿液引流至引流袋（初次引流量不超过 1000 mL）。

续表

操作步骤	具体内容
护理实施	10. 导尿毕，拔除导尿管，初步清理用物，协助患者穿好裤子，整理床单位。“您现在有什么不舒服的吗？请您休息一会，如果有任何不适，请您按呼叫器。谢谢您的配合！” 11. 整理用物，洗手，记录，签名
护理评价	1. 无菌观念强，认真核对，无差错。 2. 动作轻稳、操作规范，初次消毒、再次消毒顺序正确，插管一次成功，操作流程正确。 3. 初次放尿量正确。 4. 关爱患者，护患沟通有效，患者积极配合护士，护士注意保护患者的自尊
注意事项	1. 在患者留置尿管期间，要定时夹闭导尿管。 2. 对尿潴留患者，一次导出尿液不超过 1000 mL，以防出现虚脱和血尿。 3. 将尿管拔除后，应注意观察患者排尿有无异常症状

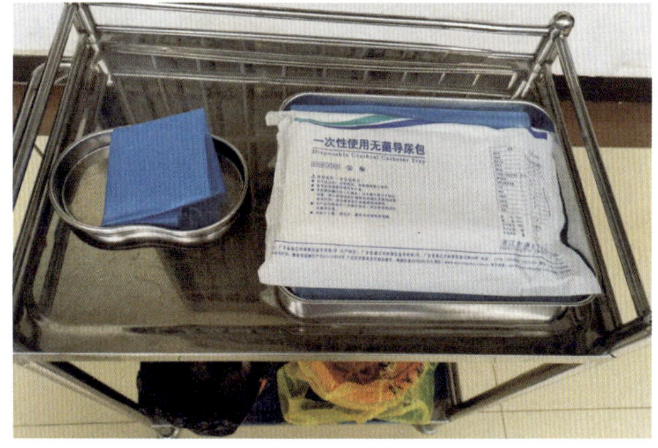

图 27－2　导尿技术的用物准备

三、多元评价

导尿技术的多元评价见表 27－3。

表 27－3　导尿技术的多元评价

评价项目/分	评价要点	分值/分	师评分/分	自评分/分	组评分/分	平均分/分	等级
学习态度（20）	按时完成自主学习任务	10					
	认真观摩示教	5					
	积极参与合作	5					

续表

评价项目/分	评价要点	分值/分	师评分/分	自评分/分	组评分/分	平均分/分	等级
合作交流（30）	按流程规范操作	10					
	按小组分工合作练习	10					
	积极沟通	10					
学习效果（50）	按操作评分标准评价（表27－4），将100分折合为50分						
评分：	组长签名：		教师签名：				

四、评分标准

导尿技术的评分标准见表27－4。

表27－4　导尿技术的评分标准

程序	规范项目	分值/分	评分标准	得分
操作前准备	仪表端庄、着装整洁	2	一处不符合要求扣1分	
	核对医嘱、治疗单	2	一处不符合要求扣1分	
	评估：①询问、了解患者的身体状况；②了解患者的膀胱充盈度及局部皮肤情况；③向患者解释操作目的，取得配合	9	一处不符合要求扣3分	
	洗手，戴口罩	2	一处不符合要求扣1分	
	用物准备：具体如下。①治疗车上层：治疗盘、一次性导尿包、一次性垫巾或小橡胶单、治疗巾、弯盘、手消毒液、浴巾。一次性导尿包内置有初次消毒用物、再次消毒用物和导尿用物。导尿管一般分为单腔导尿管（用于一次性导尿）、双腔导尿管（用于留置导尿）、三腔导尿管（用于膀胱冲洗或向膀胱给药）三种。根据患者的导尿目的选择合适的导尿管。②治疗车下层：便盆、便盆巾、生活垃圾桶、医用垃圾桶	5	少一件或一件不符合要求扣1分，扣完5分为止	
操作流程	携用物至患者床旁，核对患者的床号、姓名	2	一处不符合要求扣1分	
	告知患者操作方法，关闭门窗，注意遮挡患者	3	一处不符合要求扣1分	
	协助患者取屈膝仰卧位，脱去对侧裤腿，盖在近侧腿上，两腿略外展，暴露外阴，打开一次性导尿包外包装	6	一处不符合要求扣1分	

续表

程序	规范项目	分值/分	评分标准	得分
操作流程	消毒外阴：①将外阴消毒用物按操作顺序合理摆放；②左手戴手套，夹消毒棉球消毒阴囊和阴茎(自根部向尿道口擦拭)，接着左手用无菌纱布包住尿道口，自尿道口由内向外擦拭消毒，注意对包皮和冠状沟的消毒，每个棉球只用1次	6	一处不符合要求扣3分	
	取无菌导尿包，置于患者两腿之间，按无菌原则打开导尿包的外、内层包布，按操作顺序整理无菌用物	4	一处不符合要求扣1分	
	按需要将0.1%氯己定溶液(或0.1%新洁尔灭溶液)倒于小杯内	1	不符合要求扣1分	
	无菌区域的准备：①戴无菌手套；②铺孔巾，使孔巾和导尿包内层形成一无菌区；③用液体石蜡润滑导尿管前端；④检查导尿管是否通畅	8	一处不符合要求扣2分	
	左手用无菌纱布包住阴茎并向上提起，使之与腹壁呈60°，将包皮向后推，以露出尿道口；右手用血管钳或镊子夹消毒棉球，按顺序消毒尿道口和龟头；每个棉球只用1次	6	一处不符合要求扣2分	
	左手继续固定阴茎，嘱患者做深呼吸动作，同时用右手持另一血管钳，夹导尿管，对准尿道口，轻轻插入尿道20～22 cm，见尿液流出后再插入2 cm左右，固定(如因膀胱颈肌肉收缩而产生阻力，则可稍停片刻，嘱患者张口，缓慢做深呼吸动作，再徐徐插入导尿管，切忌使用暴力)	4	一处不符合要求扣1分	
	如需要做尿细菌培养，则用试管接取中段尿5 mL，盖好瓶盖；如为一次性导尿，则导尿完毕，拔除导尿管，撤去孔巾，脱去手套，将导尿管、孔巾、手套放入导尿包内	4	一处不符合要求扣2分	
	如需留置导尿管，则应在插管时见尿液流出后再插入1～2 cm，向水囊内注入10～15 mL无菌生理盐水，当轻拉导尿管有阻力感时，确定导尿管固定稳妥，接上无菌引流袋并固定在床边	4	一处不符合要求扣1分	

续表

程序	规范项目	分值/分	评分标准	得分
操作流程	协助患者整理衣裤，取舒适体位，询问患者感受，整理床单元和用物，向患者致谢	5	一处不符合要求扣 1 分	
	洗手	1	未洗手扣 1 分	
	记录	1	未记录扣 1 分	
操作后评价	按消毒技术规范要求分类整理使用后的物品	3	一处不符合要求扣 1 分	
	正确指导患者：①指导患者放松，在插管过程中协调配合，避免污染；②指导患者在留置导尿管期间保证充足入量，以预防发生感染和结石；③告知患者在留置导尿管期间防止发生尿管打折、弯曲、受压、脱出等情况，保证通畅；④告知患者保持尿袋高度低于耻骨联合水平，防止发生逆行感染；⑤指导长期留置导尿管的患者进行膀胱功能训练及骨盆底肌的锻炼，以增强控制排尿的能力	5	一处不符合要求扣 1 分	
	语言通俗易懂、态度和蔼、沟通有效	3	一处不符合要求扣 1 分	
	全过程动作熟练、规范、符合操作原则	3	一处不符合要求扣 1 分	
回答问题	目的：①采集患者尿标本做细菌培养；②为尿潴留患者引流尿液，减轻痛苦；③用于患者术前膀胱减压以及下腹、盆腔器官手术中持续排空膀胱，避免术中误伤；④尿道损伤早期或手术后作为支架引流，经导尿管对膀胱进行药物灌注治疗；⑤当患者昏迷、尿失禁或会阴部有损伤时，留置导尿管以保持局部干燥、清洁，避免尿液的刺激；⑥抢救休克或危重患者，准确记录尿量、比重，为病情变化提供依据；⑦为患者测量膀胱容量、压力及残余尿量，向膀胱注入造影剂或气体，以协助诊断	7	一处回答不全或回答错误扣 1 分	
	注意事项：①在患者留置导尿管期间，要定时夹闭导尿管；②尿潴留患者一次导出尿液不超过 1000 mL，以防出现虚脱和血尿；③拔除导尿管后，注意观察患者排尿的异常症状；④为男性患者插尿管时，若遇到阻力，特别是经尿道外口、尿道膜部、尿道内口	4	一处回答不全或回答错误扣 1 分	

续表

程序	规范项目	分值/分	评分标准	得分
回答问题	的狭窄处及耻骨前弯和下弯时，嘱患者缓慢做吞咽动作，慢慢插入导尿管	4	一处回答不全或回答错误扣1分	
总分	—	100	—	

（卢秋妍，陆荣义）

任务28 膀胱冲洗术

一、基本信息

膀胱冲洗术的基本信息见表28－1。

表28－1 膀胱冲洗术的基本信息

项目	基本内容
任务名称	膀胱冲洗术
任务学时	2学时
任务目的	1. 对导尿管留置的患者，保持引流通畅、预防感染。 2. 行前列腺、膀胱手术后，清除膀胱内的血凝块、细菌等异物。 3. 治疗某些膀胱疾病，如膀胱炎、膀胱肿瘤等。 4. 做好泌尿外科的术前准备和术后准备
案例导入	患者，男，65岁，因肾结石碎石术后留置导尿管。医嘱：用生理盐水冲洗膀胱，每日2次
任务分析	该患者为碎石术后留置导尿管，为保持引流通畅，清除尿管和膀胱内的血块沉渣，预防感染，遵医嘱给予膀胱冲洗
学习任务	1. 学会根据案例分析，选择通过三腔导尿管进行膀胱冲洗。 2. 能正确认识本案例行膀胱冲洗术的目的。 3. 学会正确进行膀胱冲洗术的操作

二、工作流程

（一）操作流程

膀胱冲洗术的操作流程见图28－1。

核对、解释 → 安置体位 → 挂液、排气 → 连接管路 → 调节滴速 → 反复冲洗 → 观察反应 → 整理、记录

图 28－1　膀胱冲洗术的操作流程

(二)操作步骤

膀胱冲洗术的操作步骤见表 28－2。

表 28－2　膀胱冲洗术的操作步骤

操作步骤	具体内容
护理评估	1. 评估患者的病情、临床诊断。 2. 评估患者的生命体征、意识状态、心理状态。 3. 评估患者的自理能力、对膀胱冲洗操作的理解及合作程度。 4. 评估患者的尿液性质及尿液引流情况
护理计划	1. 患者准备：了解膀胱冲洗的目的、过程和注意事项，并学会在操作中配合。 2. 护士准备：保持着装整洁，修剪指甲，洗手，戴口罩。 3. 环境准备：关闭门窗，调节室温，用床帘或屏风遮挡。 4. 用物准备：具体如下。①治疗车上层：无菌治疗盘内备治疗碗、无菌棉签、消毒液、无菌膀胱冲洗装置、弯盘、止血钳、手套、按医嘱准备的冲洗液(生理盐水，温度 35～38 ℃)；无菌治疗盘外备手消毒液。②治疗车下层：生活垃圾桶、医用垃圾桶
护理实施	1. 两人核对医嘱、治疗单。 2. 评估患者：持治疗单与患者核对，核对床头卡。“您好！我是今天的当班护士，请问您能告诉我您的床号和姓名吗？我能核对一下您的腕带吗？根据您的病情，我要为您进行膀胱冲洗，目的是预防尿路感染。请不要紧张，操作前我要先看一下您的尿液引流情况。尿液引流正常，尿液颜色也正常。您先休息，我去准备用物，一会来为您进行膀胱冲洗。” 3. 洗手，戴口罩。 4. 备齐用物后携至床旁，核对患者并向患者解释。 5. 安置体位：协助患者取仰卧位。“请问您这样躺着舒服吗？我现在准备用生理盐水为您进行膀胱冲洗，一会就好，请您放松。” 6. 挂液、排气：将冲洗液悬挂在输液架上(液面距床面约 60 cm)，排尽管内空气，关闭调节器。 7. 连接管路：戴手套，对各个连接部位进行消毒，连接冲洗管与冲洗液，将“Y”形管主管与冲洗管连接，将另外两头分别连接导尿管与引流管。 8. 调节滴速：关闭引流管，打开冲洗管，根据医嘱调节冲洗速度(60～80 滴/分)，待滴入溶液 200～300 mL 后，夹闭冲洗管，开放引流管，将冲洗液全部引流出来。 9. 反复冲洗：夹闭冲洗管(若滴入药液，则应在膀胱内保留 15～30 min 后，再引流出体外，或根据需要延长保留时间)。打开引流袋，排出引流液，如此反复进行。

续表

操作步骤	具体内容
护理实施	10. 观察反应：观察患者反应及冲洗液的量、颜色，判断膀胱有无憋胀感。“引流液颜色清亮，属于正常，请您放心。” 11. 冲洗完毕：取下冲洗管，消毒导尿管口和引流接头并连接，妥善固定，位置低于膀胱，以利于引流尿液。取舒适体位，询问有无不适。致谢。“如果有什么不舒服的，请随时按呼叫器通知我们，我们会及时来巡视病房，谢谢您的配合。” 12. 整理、记录：按医疗垃圾分类处理物品，洗手，记录
护理评价	1. 患者理解膀胱冲洗术的操作目的及相关知识并主动配合。 2. 严格遵循无菌技术操作原则，动作熟练、轻柔，保护患者隐私和自尊。 3. 护患沟通有效，能够按正确流程完成操作
注意事项	1. 冲洗膀胱压力不宜过大，不能将吸出的液体再注入膀胱内。 2. 如吸出液体的量少于注入液体的量，则可能发生导管阻塞或导尿管在膀胱内位置不当等情况，应及时处理。 3. 在操作过程中，应严密观察患者的生命体征；当出现异常时，应及时通知医师

三、多元评价

膀胱冲洗术的多元评价见表 28－3。

表 28－3 膀胱冲洗术的多元评价

评价项目/分	评价要点	分值/分	师评分/分	自评分/分	组评分/分	平均分/分	等级
学习态度（20）	按时完成自主学习任务	10					
	认真观摩示教	5					
	积极参与合作	5					
合作交流（30）	按流程规范操作	10					
	按小组分工合作练习	10					
	积极沟通	10					
学习效果（50）	按操作评分标准评价（表 28－4），将 100 分折合为 50 分						
评分：		组长签名：			教师签名：		

四、评分标准

膀胱冲洗术的评分标准见表 28－4。

表 28－4　膀胱冲洗术的评分标准

程序	规范项目	分值/分	评分标准	得分
操作前准备	仪表端庄、着装整洁	2	一处不符合要求扣 1 分	
	核对医嘱、治疗单	2	一处不符合要求扣 1 分	
	评估：①评估患者病情，如是否有腹痛、腹胀；②评估尿液性质、导尿管是否通畅、有无渗漏或导尿管脱出、尿液是否排尽。解释：向患者解释操作目的，取得配合	8	一处不符合要求扣 4 分	
	洗手，戴口罩	2	一处不符合要求扣 1 分	
	用物准备：具体如下。①治疗车上层：无菌治疗盘内备治疗碗、无菌棉签、消毒液、无菌膀胱冲洗装置、弯盘、止血钳、手套、按医嘱准备的冲洗液（生理盐水，温度 35～38 ℃）；无菌治疗盘外备手消毒液。②治疗车下层：生活垃圾桶、医用垃圾桶	13	少一件或一件不符合要求扣 0.5 分，扣完13 分为止	
操作流程	核对冲洗液，开启铝盖，套网袋，消毒后插入输液管备用	4	一处不符合要求扣 1 分	
	携用物至床旁，核对患者的床号、姓名	2	一处不符合要求扣 1 分	
	向患者告知操作配合要点，协助患者取舒适体位，暴露引流管接头	3	一处不符合要求扣 1 分	
	将备好的冲洗液挂于输液架上，排尽空气，关闭调节器	3	一处不符合要求扣 1 分	
	戴无菌手套，消毒导尿管的输入口，将针头插入导尿管的输入端，用胶布妥善固定	4	一处不符合要求扣 1 分	
	夹闭引流管，打开输液管调节器，按要求调节冲洗速度，使冲洗液流入膀胱内进行冲洗，每次冲洗量为 200～300 mL	5	一处不符合要求扣 1 分	
	夹闭冲洗管，撕开引流管，排出冲洗液	3	一处不符合要求扣 1 分	
	观察冲洗液流出的速度、色泽、浑浊度及患者反应。评估冲洗液入量和出量，询问患者膀胱有无憋胀感	7	一处不符合要求扣 1 分	
	冲洗完毕，关闭输液调节器，拔出针头，开放引流管	4	一处不符合要求扣 1 分	

续表

程序	规范项目	分值/分	评分标准	得分
操作流程	询问患者操作感受，告知注意事项	4	一处不符合要求扣 2 分	
	协助患者取舒适体位，整理床单元和用物	4	一处不符合要求扣 2 分	
	洗手	2	未洗手扣 2 分	
	记录	2	未记录扣 2 分	
操作后评价	按消毒技术规范要求分类整理使用后的物品	3	不符合要求扣 3 分	
	正确指导患者：告知患者膀胱冲洗的目的、方法及注意事项	6	一处不符合要求扣 2 分	
	语言通俗易懂、态度和蔼、沟通有效	3	一处不符合要求扣 1 分	
	全过程动作熟练、规范、符合操作原则	3	一处不符合要求扣 1 分	
回答问题	目的：①预防和治疗泌尿系统感染；②预防和减少泌尿系统手术后血凝块的形成；③解除尿道阻塞，保持尿道通畅	6	一处回答不全或回答错误扣 2 分	
	注意事项：①冲洗膀胱压力不宜过大，不能将吸出的液体再注入膀胱内；②如吸出液体少于注入量，则可能发生导尿管阻塞或导尿管在膀胱内位置不当等情况，应及时处理；③操作过程中严密观察患者的生命体征，当出现异常时，应及时通知医师	6	一处回答不全或回答错误扣 2 分	
总分	—	100	—	

（黄美旋）

任务 29　灌肠术

一、基本信息

灌肠术的基本信息见表 29－1。

表 29－1　灌肠术的基本信息

项目	基本内容
任务名称	灌肠术
任务学时	2 学时

续表

项目	基本内容
任务目的	1. 解除便秘和肠胀气。 2. 清洁肠道，为手术、检查或分娩做准备。 3. 稀释并清除肠道内的有毒物质，减轻中毒症状。 4. 为高热患者降温
案例导入	患者，男，68 岁，被诊断为肝性脑病。医嘱：用生理盐水灌肠。对该患者为何不能用肥皂水灌肠
任务分析	目前认为，肝性脑病主要是由血氨浓度明显升高造成的。而肠道内的氨吸收与酸碱程度有着密切关系。在酸性环境下，肠道内产生的氨可以与氢离子结合，这时氨的吸收减少，有利于治疗和预防肝性脑病。而肥皂水是碱性液体，如果用其灌肠，则会改变肠道内的 pH，从而造成氨的吸收增加，进一步加重肝性脑病。因此，对上述案例中的患者可选用生理盐水灌肠，而不能选用肥皂水灌肠
学习任务	1. 学会评估并针对病例分析、选择应实施的操作。 2. 熟练掌握大量不保留灌肠的指标。 3. 熟练掌握灌肠术的操作方法。 4. 操作中注意人文关怀，尊重患者隐私

二、工作流程

（一）操作流程

灌肠术的操作流程见图 29－1。

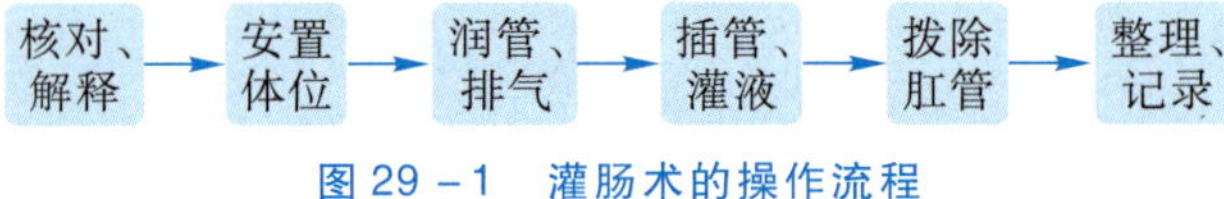

图 29－1　灌肠术的操作流程

（二）操作步骤

灌肠术的操作步骤见表 29－2。

表 29－2　灌肠术的操作步骤

操作步骤	具体内容
护理评估	1. 评估患者的病情、排便习惯、灌肠目的、心理反应及合作情况。 2. 评估肛门部位的皮肤和黏膜情况
护理计划	1. 患者准备：使患者清楚灌肠的目的并能积极配合，学会深呼吸和取合适卧位，嘱患者排空膀胱。 2. 护士准备：保持着装整洁，洗手，戴口罩。 3. 环境准备：酌情关闭门窗，保持合适的室温，确保照明充足，遮挡患者。

续表

操作步骤	具体内容
护理计划	4. 用物准备：灌肠筒、弯盘、血管钳、润滑剂、棉签、卫生纸、橡胶单、治疗巾、水温计及灌肠液。大量不保留灌肠常用的灌肠液：0.1% ~0.2%肥皂液、生理盐水。成人每次用量为500～1000 mL，小儿酌减，溶液温度以39～41 ℃为宜，降温时用28～32 ℃，对中暑患者用4 ℃生理盐水
护理实施	1. 两人核对医嘱及治疗单。 2. 评估患者：持治疗单与患者核对(核对床头卡)。“您好！我是今天的当班护士，请问您能告诉我您的床号和姓名吗？我能核对一下您的腕带吗？根据您的病情，遵医嘱我要为您灌肠。如出现心慌气急、出冷汗、腹痛等症状，请您立即告诉我，好吗？请不要紧张，根据我的指导配合我就可以了，我会动作轻柔的。” 3. 洗手，戴口罩。 4. 核对医嘱、灌肠液。 5. 备齐用物后携至床旁，核对并解释。 6. 嘱患者取左侧卧位，屈曲双腿，脱裤至膝部。“您好，请脱下裤子至膝部。” 7. 挂灌肠筒于输液架上，灌肠筒内液面距肛门40～60 cm；润滑肛管前端，连接肛管，排净肛管内的空气，夹管。 8. 插管、灌液：分开臀部，显露肛门。“请您放松，深呼吸。”右手持肛管轻轻插入直肠7～10 cm，固定肛管，去钳松管，使溶液缓缓流入，待溶液即将灌完时夹管。 9. 拔除肛管：用纸巾包住肛管后轻轻拔除，将肛管置于弯盘内，擦净肛门，协助患者平卧。协助能下床的患者排便或提供便盆。对不能下床的患者，将便盆、手纸、呼叫器放在易取处。“请您尽量忍耐10～20 min后再排便，如果有任何不适，请您按呼叫器。谢谢您的配合。”在患者排便后，及时取出便器，撤去橡胶单和治疗巾。 10. 整理、记录：协助患者穿裤，使患者取舒适体位。整理床单位，开窗通风换气。注意观察粪便的性质、颜色和量，必要时留取标本送检。洗手后在体温单“大便”栏内记录灌肠结果。记录方法：如灌肠(灌肠为“E”)后排便1次，用1/E表示；如灌肠后未排便，则用0/E表示；如自行排便1次，灌肠后又排便1次，则用1/1/E表示。以此类推
护理评价	1. 操作方法正确、熟练，关心、爱护患者。 2. 患者排出大便、肠道积气，自述感觉舒适(灌入药量、压力、速度正确，保留时间足够)。 3. 护患沟通有效，患者配合，操作顺利
注意事项	1. 对急腹症、妊娠早期、消化道出血的患者禁止灌肠；对肝性脑病患者禁用肥皂水灌肠；对伤寒患者灌肠量不能超过500 mL，液面距肛门不得超过30 cm。 2. 嘱降温灌肠者灌肠后保留30 min再排便，排便后30 min再测体温

三、多元评价

灌肠术的多元评价见表 29－3。

表 29－3　灌肠术的多元评价

评价项目/分	评价要点	分值/分	师评分/分	自评分/分	组评分/分	平均分/分	等级
学习态度（20）	按时完成自主学习任务	10					
	认真观摩示教	5					
	积极参与合作	5					
合作交流（30）	按流程规范操作	10					
	按小组分工合作练习	10					
	积极沟通	10					
学习效果（50）	按操作评分标准评价（表 29－4），将 100 分折合为 50 分						
评分：		组长签名：		教师签名：			

四、评分标准

灌肠术的评分标准见表 29－4。

表 29－4　灌肠术的评分标准

程序	规范项目	分值/分	评分标准	得分
操作前准备	仪表端庄、着装整洁	2	一处不符合要求扣 1 分	
	核对医嘱、治疗单	2	一处不符合要求扣 1 分	
	评估：①询问、了解患者的身体状况；②解释操作目的，取得患者配合	6	一处不符合要求扣 3 分	
	洗手，戴口罩	2	一处不符合要求扣 1 分	
	用物准备：灌肠筒、弯盘、血管钳、润滑剂、棉签、卫生纸、橡胶单、治疗巾、水温计及灌肠液。大量不保留灌肠常用的灌肠液：0.1%～0.2% 肥皂液、生理盐水。成人每次用量为 500～1000 mL，小儿酌减，溶液温度以 39～41 ℃为宜，降温时用 28～32 ℃，对中暑患者用 4 ℃生理盐水	6	少一件或一件不符合要求扣 0.5 分，扣完 6 分为止	

续表

程序	规范项目	分值/分	评分标准	得分
操作流程	携用物至床旁，查对床号、姓名	2	一处不符合要求扣1分	
	告知患者操作流程和配合要点，关闭门窗，遮挡患者	3	一处不符合要求扣1分	
	根据病情及病变部位选择适当的体位（常用侧卧位），将裤腿退至膝部，在臀下铺单，将弯盘置于臀边，盖好盖被	5	一处不符合要求扣1分	
	戴手套，将灌肠液倒入灌肠袋内，将灌肠袋挂于输液架上，液面与肛门距离40～60 cm	8	一处不符合要求扣2分	
	用液体石蜡润滑肛管前端，排出肛管内的气体，用血管钳夹紧肛管	6	一处不符合要求扣2分	
	分开臀部，露出肛门，将肛管轻轻插入直肠7～10 cm	9	一处不符合要求扣3分	
	一手固定肛管，另一手松开血管钳，使溶液缓慢流入	6	不用手固定肛管扣2分	
	观察液面下降情况，询问患者感觉，安慰患者	6	一处不符合要求扣2分	
	药液注入完毕，夹闭肛管，用纸巾包住肛管后轻轻拔除，将灌肠袋弃于医疗垃圾桶内；擦净肛门，移走弯盘，撤去中单，脱去手套；协助患者平卧，嘱其尽可能保留10～20 min后再排便；对不便下床者，给予便器	8	一处不符合要求扣2分	
	询问和观察患者反应，告知注意事项，协助其取舒适体位；整理床单位和用物；致谢	3	一处不符合要求扣1分	
	洗手	1	未洗手扣1分	
	记录，在当天体温单的“大便”栏内正确记录灌肠结果	2	不符合要求扣1分	
操作后评价	按消毒技术规范要求分类整理使用后的物品	3	一处不符合要求扣3分	
	正确指导患者：①在灌肠过程中，若患者有便意，则指导患者做深呼吸动作，同时适当调低灌肠筒的高度，减慢流速；②指	6	一处不符合要求扣3分	

续表

程序	规范项目	分值/分	评分标准	得分
操作后评价	导患者如有心慌、气促等不适症状，则应立即平卧，同时暂停操作，以免发生意外			
	语言通俗易懂、态度和蔼、沟通有效	3	一处不符合要求扣 1 分	
	全过程动作熟练、规范、符合操作原则	3	一处不符合要求扣 1 分	
回答问题	目的：①为手术、分娩或检查的患者进行肠道准备；②刺激肠蠕动，软化粪便，解除便秘，排出肠内积气，减轻腹胀；③稀释和清除肠道内的有害物质，减轻中毒症状；④灌入低温液体，为高热患者降温	4	一项内容回答不全或回答错误扣 1 分	
	注意事项：①对急腹症、妊娠早期、消化道出血的患者，禁止灌肠；②对肝性脑病患者，禁用肥皂水灌肠；③对伤寒患者，灌肠量不能超过 500 mL，液面距肛门不得超过 30 cm；④嘱降温灌肠者，灌肠后保留 30 min 再排便，排便后 30 min 再测体温	4	一项内容回答不全或回答错误扣 1 分	
总分	—	100	—	

（石天桃）

模块 8　冷、热疗法

任务 30　冷疗法

一、基本信息

冷疗法的基本信息见表 30－1。

表 30－1　冷疗法的基本信息

项目	基本内容
任务名称	冷疗法
任务学时	2 学时
任务目的	降温、消肿、消炎、镇痛、止血
案例导入	患者，女，29 岁。主诉：4 d 前出现发热，伴轻微头晕、干咳、无痰，1 d 前感觉咽部不适、发热加重。查体：体温 39.7 ℃，脉搏 108 次/分，呼吸 22 次/分，血压 100/70 mmHg，呈急性面容，咽充血（＋＋＋），扁桃体 I 度肿大。初步诊断：上呼吸道感染伴高热。医嘱：冰袋降温。对该患者该如何选择冰袋放置位置
任务分析	可将冰袋放置在前额、头顶，通过传导作用散热、降低体温，也可将冰袋放在体表大血管分布处（如腹股沟）。股动脉是人体相对较大的动脉，搏动时会蒸发和散失过多的热量，放在这些地方能起到较好的降温作用
学习任务	1. 学会评估并针对病例分析、选择应实施的操作。 2. 熟练掌握使用冰袋的禁忌证。 3. 熟练掌握冰袋使用方法

二、工作流程

（一）操作流程

冷疗法的操作流程见图 30－1。

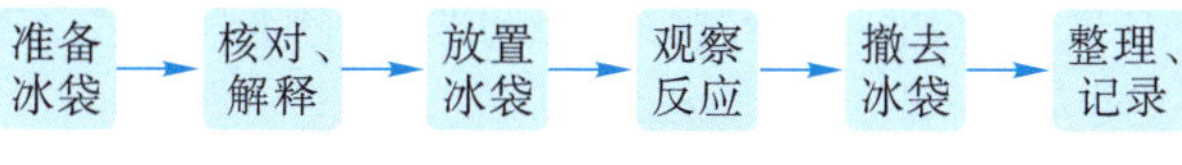

图 30－1　冷疗法的操作流程

(二)操作步骤

冷疗法的操作步骤见表 30－2。

表 30－2　冷疗法的操作步骤

操作步骤	具体内容
护理评估	1. 评估患者的年龄、病情、体温、治疗等情况。 2. 评估患者局部皮肤状况，如颜色、温度，有无硬结、淤血，有无感觉障碍及对冷过敏。 3. 评估患者的意识状况、活动能力、对使用冷疗的心理反应及合作程度
护理计划	1. 患者准备：了解操作目的，接受使用冰袋进行局部治疗，能够配合治疗。 2. 护士准备：修剪指甲，取下腕表，洗手，戴口罩。 3. 环境准备：病房安静、整洁、舒适、光线充足，酌情关闭门窗或遮挡患者。 4. 用物准备：治疗盘(内放冰袋、布套、帆布袋、冰块及木槌)、脸盆、水、毛巾、勺等
护理实施	1. 备冰袋：将冰块装入帆布袋，用木槌敲成小碎块并放入脸盆内，用冷水冲去冰块棱角，避免因冰块棱角损坏冰袋而发生漏水。 2. 核对、解释：核对患者的床号、姓名、腕带，做好解释，协助患者取舒适体位。“您好！因为您发高烧，所以现在我需要用冰袋为您降温。您对冷过敏吗？我已经准备好用物了，现在来为您进行冷敷。您这么躺着舒适吗？您需改变体位吗？” 3. 放置冰袋：用冰敷降温，放置冰袋的部位是前额或体表大血管经过处，如颈部两侧、腋窝、腹股沟等，放在这些部位降温效果较好。“您不要把冰袋移到别处去，好吗？现在您感觉怎么样？” 4. 观察反应：使用中观察患者的局部反应，如有无寒战、皮肤苍白、皮肤青紫、麻木、疼痛等；观察患者的体温和一般情况。 5. 撤去冰袋：用冷约 30 min 后，撤去冰袋。 6. 整理、记录：整理用物及床单位，询问患者的感受及需要。“非常高兴，您的体温已经下降到 37.6 ℃了，您感觉好些了吗？您应该多喝水，多吃清淡食物，还要经常开窗通风，这样对您的病情恢复有利。谢谢您配合我们的工作，祝您早日康复。”洗手，记录使用部位、时间、效果、反应等。及时将冰袋内的冰水倒空，倒挂晾干，吹入少量空气，夹紧袋口备用
护理评价	1. 冰袋完整、无漏水。 2. 患者体温有所下降，感觉舒适，无不良反应发生。 3. 护患沟通有效，保护患者自尊，能满足患者的身心需要，得到患者的理解与配合
注意事项	1. 注意观察患者局部皮肤颜色，如出现苍白、青紫等情况，则应立即停止用冷并给予相应处理。 2. 对高热患者降温时，用冷 30 min 后，应测量体温并记录，当体温降至 39 ℃以下时，可停止用冷。 3. 对需长时间用冷者，应间隔 1 h 后再重复使用，以防发生不良反应

三、多元评价

冷疗法的多元评价见表 30－3。

表 30－3　冷疗法的多元评价

评价项目/分	评价要点	分值/分	师评分/分	自评分/分	组评分/分	平均分/分	等级
学习态度（20）	按时完成自主学习任务	10					
	认真观摩示教	5					
	积极参与合作	5					
合作交流（30）	按流程规范操作	10					
	按小组分工合作练习	10					
	积极沟通	10					
学习效果（50）	按操作评分标准评价（表 30－4），将 100 分折合为 50 分						
评分：		组长签名：			教师签名：		

四、评分标准

冷疗法的评分标准见表 30－4。

表 30－4　冷疗法的评分标准

程序		分值/分	考核评价要点	评分等级			得分
				A	B	C	
护士仪表		2	着装整洁、举止端庄	2	1	0	
护理评估		10	核对医嘱及执行单正确	2	1	0	
			掌握患者情况充分	4	3	1	
			了解患者局部组织状况正确	2	1	0	
			正确解释操作目的	2	1	0	
护理计划	患者准备	8	理解配合	2	1	0	
	环境准备		安静整洁、温度适宜	2	1	0	
	护士准备		洗手、戴口罩正确	2	1	0	
	用物准备		准备齐全、放置合理	2	1	0	
护理实施	准备冰袋	8	装袋正确	4	3	2	
			冰袋无破损，装入布袋	4	3	2	

续表

程序		分值/分	考核评价要点	评分等级			得分
				A	B	C	
护理实施	核对、解释	12	核对患者正确	4	3	2	
			解释清晰，取得合作	4	3	2	
			患者卧位舒适	4	3	2	
	放置冰袋	20	观察皮肤状况正确，将冰袋置于所需部位，如前额、腋下、腹股沟等部位，告知注意事项	20	10	5	
	观察反应	10	观察局部皮肤状况	10	5	2	
			严格执行交接班	10	5	2	
	撤去冰袋	8	时间掌握正确	4	3	2	
			撤去冰袋	4	3	1	
	整理记录	12	患者卧位舒适、床单位整洁	3	2	1	
			用物处理符合要求	3	2	1	
			洗手、脱口罩正确	3	2	1	
			记录正确	3	2	1	
护理评价		10	动作轻巧、准确、无污染	3	2	1	
			关爱患者，操作有效	4	2	1	
			操作时间不超过 10 min	3	2	1	
关键缺陷		—	缺乏人文关怀、发生事故为不及格	—	—	—	
总分		100	—	—	—	—	

（石天桃，韦永鲜）

任务 31　热疗法

一、基本信息

热疗法的基本信息见表 31－1。

表 31－1　热疗法的基本信息

项目	基本内容
任务名称	热疗法
任务学时	2 学时
任务目的	保暖、解痉、镇痛、使患者舒适

续表

项目	基本内容
案例导入	患者，女，60 岁，接受子宫肌瘤术，麻醉后未清醒，体温不升，伴有寒战。请为该患者选择一种舒适、安全的回升体温的方法
任务分析	可选择用热水袋。因为患者手术后麻醉未清醒，所以在使用热水袋时要注意将水温调节在 50 ℃以内，以免造成烫伤
学习任务	1. 学会评估并针对病例分析、选择应实施的操作。 2. 熟练掌握使用热水袋的禁忌证。 3. 熟练掌握使用热水袋的方法

二、工作流程

(一) 操作流程

热疗法的操作流程见图 31－1。

调温、灌袋 → 核对、解释 → 置热水袋 → 观察效果 → 整理用物

图 31－1　热疗法的操作流程

(二) 操作步骤

热疗法的操作步骤见表 31－2。

表 31－2　热疗法的操作步骤

操作步骤	具体内容
护理评估	1. 评估患者的年龄、病情、体温及治疗等情况。 2. 评估患者局部皮肤状况，如颜色，温度，有无硬结、淤血等，有无感觉障碍及对热的耐受程度。 3. 评估患者的意识状况、活动能力、对使用热疗的心理反应及合作程度
护理计划	1. 患者准备：了解操作目的，接受使用热水袋进行局部治疗，能够配合治疗。 2. 护士准备：修剪指甲，取下腕表，洗手，戴口罩。 3. 环境准备：病房安静、整洁舒适、光线充足，酌情关闭门窗，遮挡患者。 4. 用物准备：治疗盘(内放热水袋及套、水温计、水壶或量杯)、热水、大毛巾
护理实施	1. 两人核对医嘱及治疗单。 2. 准备热水袋：检查热水袋有无破损、热水袋与塞子是否配套，调节水温至 60 ~ 70 ℃，一手持口袋边缘，另一手灌水，边灌边提高袋口，灌入热水袋容积的 1/2 ~ 2/3，逐渐放平，以排气，拧紧塞子，擦干，倒提，若无漏水，则装入布套，系带。 3. 核对、解释："您好！您感觉很冷吗？我等会给您准备热水袋，放在脚底给您保暖好吗？我先观察下您的足部皮肤情况，您先稍等，我去准备用物。"

续表

操作步骤	具体内容
护理实施	4. 置热水袋："我已经准备好了，需要再次确认您的姓名，我把热水袋置于您的脚底，这样躺着舒服吗？当您移动身体时，不要将热水袋直接贴于皮肤上，感觉太热，就及时把热水袋移开，以免烫伤。我会经常来看您的，如果有什么事需要我帮助，请按铃呼叫我。" 5. 观察效果：用热期间询问患者感觉。"您现在感觉怎么样？感觉身体暖和了吗？现在热水袋的温度已经下降了。"观察局部皮肤颜色及热水袋情况，治疗时间不超过 30 min。 6. 整理、安置：用毕，取下热水袋，协助患者取舒适体位，整理床单位；用毕热水袋，倒水，倒放晾干，放置于阴凉处。 7. 洗手、记录：记录用热水袋的时间、部位、体温、局部皮肤情况及患者反应等
护理评价	1. 达到使用热水袋的目的，患者感觉舒适、安全，无过热、心慌、头晕等感觉，未发生烫伤。 2. 护患沟通有效，保护患者自尊，能满足患者的身心需要，得到患者的理解和配合。患者了解热水袋使用的注意事项及方法
注意事项	1. 注意检查热水袋袋口，防止因袋口漏水而烫伤患者。对炎症部位进行热敷时，热水袋灌水不宜过满(约 1/3)，以免压迫局部引起疼痛。 2. 对婴幼儿、老年人、昏迷者、肢体麻痹者使用热水袋时，应将温度控制在 50 ℃以内，以防发生烫伤。 3. 经常观察患者皮肤状况，如发现皮肤潮红、疼痛，则应立即停止使用，并在局部涂上凡士林，以保护皮肤。 4. 若要持续使用热水袋，则应根据情况及时更换热水，并严格执行交接班制度

三、多元评价

热疗法的多元评价见表 31 – 3。

表 31 – 3 热疗法的多元评价

评价项目/分	评价要点	分值/分	师评分/分	自评分/分	组评分/分	平均分/分	等级
学习态度(20)	按时完成自主学习任务	10					
	认真观摩示教	5					
	积极参与合作	5					

续表

评价项目/分	评价要点	分值/分	师评分/分	自评分/分	组评分/分	平均分/分	等级
合作交流（30）	按流程规范操作	10					
	按小组分工合作练习	10					
	积极沟通	10					
学习效果（50）	按操作评分标准评价（表31－4），将100分折合为50分						
评分：		组长签名：		教师签名：			

四、评分标准

热疗法的评分标准见表31－4。

表31－4 热疗法的评分标准

程序		分值/分	考核评价要点	评分等级			得分
				A	B	C	
护士仪表		2	着装整洁、举止端庄	2	1	0	
护理评估		10	核对医嘱及治疗单正确	2	1	0	
			掌握患者情况充分	4	2	0	
			了解患者局部皮肤情况正确	2	1	0	
			解释操作目的正确	2	1	0	
护理计划	患者准备	8	理解、配合	2	1	0	
	环境准备		安静整洁、温度适宜	2	1	0	
	护士准备		洗手，戴口罩	2	1	0	
	用物准备		准备齐全、放置合理	2	1	0	
护理实施	备热水袋	8	装热水方法正确，驱气方法正确	4	3	2	
			检查热水袋无漏水，装入布袋方法正确	4	3	2	
	核对、解释	12	核对患者正确	4	3	2	
			解释清晰，取得合作	4	3	2	
			患者卧位舒适	4	3	2	
	置热水袋	20	观察皮肤状况正确，将热水袋置于所需部位，告知注意事项	20	10	5	
	观察反应	10	观察局部皮肤状况	10	5	2	
			严格执行交接班制度	10	5	2	
	撤热水袋	8	时间掌握正确	4	3	2	
			撤去热水袋方法正确	4	3	1	

续表

<table>
<tr><th colspan="2" rowspan="2">程序</th><th rowspan="2">分值/分</th><th rowspan="2">考核评价要点</th><th colspan="3">评分等级</th><th rowspan="2">得分</th></tr>
<tr><th>A</th><th>B</th><th>C</th></tr>
<tr><td rowspan="4">护理实施</td><td rowspan="4">整理记录</td><td rowspan="4">12</td><td>患者卧位舒适、床单位整洁</td><td>3</td><td>2</td><td>1</td><td></td></tr>
<tr><td>用物处理符合要求</td><td>3</td><td>2</td><td>1</td><td></td></tr>
<tr><td>洗手、脱口罩正确</td><td>3</td><td>2</td><td>1</td><td></td></tr>
<tr><td>记录正确</td><td>3</td><td>2</td><td>1</td><td></td></tr>
<tr><td colspan="2" rowspan="3">护理评价</td><td rowspan="3">10</td><td>动作轻巧、准确，未烫伤患者</td><td>3</td><td>2</td><td>1</td><td></td></tr>
<tr><td>关爱患者，操作有效</td><td>4</td><td>2</td><td>1</td><td></td></tr>
<tr><td>操作时间不超过 10 min</td><td>3</td><td>2</td><td>1</td><td></td></tr>
<tr><td colspan="2">关键缺陷</td><td>—</td><td>缺乏人文关怀、发生事故均为不及格</td><td>—</td><td>—</td><td>—</td><td></td></tr>
<tr><td colspan="2">总分</td><td>100</td><td>—</td><td>—</td><td>—</td><td>—</td><td></td></tr>
</table>

（石天桃，韦永鲜）

模块9　药物治疗技术

任务32　雾化吸入技术

一、基本信息

雾化吸入技术的基本信息见表32－1。

表32－1　雾化吸入技术的基本信息

项目	基本内容
任务名称	雾化吸入技术
任务学时	2学时
任务目的	1. 预防和治疗呼吸道感染。 2. 湿化气道。 3. 改善通气功能。 4. 治疗肺癌
案例导入	患儿，女，3岁，神志清醒，以“咳嗽、咳痰3 d”入院，入院时体温37.2 ℃，脉搏92次/分，呼吸26次/分，血压90/62 mmhg，入院后遵医嘱给予布地奈德1 mg＋异丙托溴铵125 mg超声雾化吸入，每天2次
任务分析	一般情况下，1个月至3岁的患儿需要在家属或者护士的协助下进行雾化吸入。3岁以上患儿病情稳定，能够配合。该患儿3岁，护士可指导其自握超声雾化吸入器进行雾化吸入
学习任务	1. 能正确掌握超声雾化吸入器的使用方法。 2. 能正确指导患者使用超声雾化吸入器时的配合方法。 3. 操作前、后能与患者有效沟通；操作中严谨，保持慎独意识，防止发生差错；关爱、尊重患者，提供人性化的治疗和护理

二、工作流程

（一）操作流程

雾化吸入技术的操作流程见图32－1。

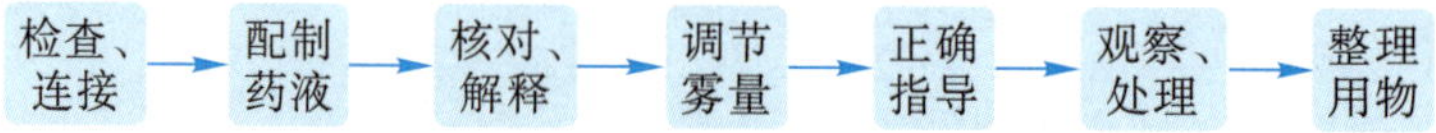

检查、连接 → 配制药液 → 核对、解释 → 调节雾量 → 正确指导 → 观察、处理 → 整理用物

图 32－1 雾化吸入技术的操作流程

(二)操作步骤

雾化吸入技术的操作步骤见表 32－2。

表 32－2 雾化吸入技术的操作步骤

操作步骤	具体内容
护理评估	1. 评估患者的病情、呼吸系统状况、自理能力及用药情况。 2. 评估患者对雾化吸入治疗的认识、心理反应及合作程度
护理计划	1. 患者准备：了解超声雾化吸入的目的和注意事项，取坐位或卧位。 2. 护士准备：保持着装整洁，洗手，戴口罩。 3. 环境准备：环境清洁，舒适，光线充足，温、湿度适宜。 4. 用物准备：超声雾化吸入器、常用雾化吸入的药物、水温计、弯盘、蒸馏水(图 32－2)。
护理实施	1. 两人核对医嘱及治疗单。 2. 评估患者：持治疗单与家属核对(核对床头卡，3 床，×××)。“您好！我是今天的当班护士，请问您是 3 床×××的家属吗？您看一下这是孩子的床号和名字吗？”请家属核对。“我能核对一下孩子的腕带吗？(核对孩子腕带)，因为宝贝咳嗽有痰，痰液不能自己咳出来，遵医嘱要为她进行超声雾化吸入，目的是稀释痰液、促进痰液排出，等会儿需要孩子和您的配合，我先去准备用物，请稍等。” 3. 洗手，戴口罩。 4. 检查超声雾化吸入器的性能是否完好，确认完好后，在水槽内加入冷蒸馏水，液面浸没雾化罐底部的透声膜(图 32－3)。 5. 核对医嘱、治疗单，配制雾化药液并稀释至 30～50 mL，放入无菌治疗盘内。 6. 备齐用物后携至床旁，核对并解释。 7. 安置患儿于舒适体位。 8. 接通电源，拿出药液，再次核对治疗单，将药液倒入雾化罐内，确认无漏水后，放入水槽中，盖紧水槽盖，调整定时开关至 15 min，调节雾量大小，将口含嘴放入患儿口中，指导患儿用口吸气，用鼻呼气。 9. 观察患者有无不适。 10. 治疗毕，取下口含嘴，擦净面部。先关喷雾开关，再关电源开关。 11. 整理床单位，致谢。 12. 洗手并记录。 13. 整理用物，放出水槽中的水并擦干，浸泡口含嘴、雾化罐、螺纹管于消毒液中，1 h 后取出，洗净、晾干后备用

续表

操作步骤	具体内容
护理评价	1. 按消毒技术规范要求分类整理使用后的物品。 2. 正确指导患者：①雾化吸入时，嘱患者做深慢呼吸，用嘴吸气、用鼻呼气，使气雾进入呼吸道深部；②教会患者深呼吸、有效咳嗽和排痰的方法；③告知有关用氧的安全知识。 3. 语言通俗易懂，态度和蔼，沟通有效。 4. 全过程动作熟练、规范、符合操作原则
注意事项	1. 治疗前应检查机器是否完好，水槽底部晶体换能器和雾化罐底部的透声膜膜薄质脆，清洗时勿用力按压，以免损坏。 2. 切忌向水槽和雾化罐内加温水或热水，使用时注意测量水槽内的水温，超过50 ℃时应关机更换冷蒸馏水。水槽内无水时不可开机，以免损坏机器。 3. 连续使用时应间隔 30 min，以免因过热而损坏机器。 4. 治疗中密切观察患者有无呛咳、支气管痉挛等不适

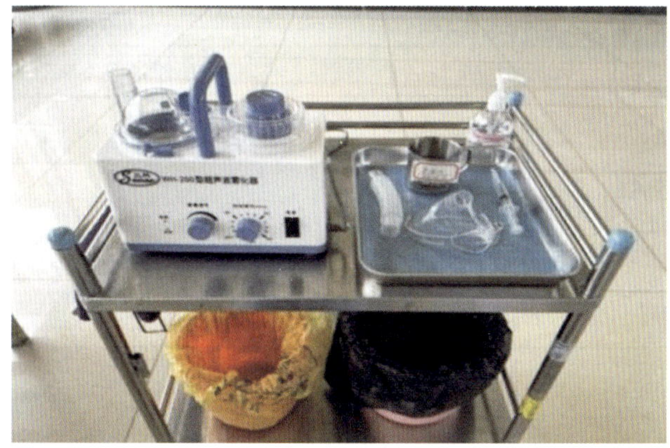

图 32－2　超声雾化吸入技术的用物准备

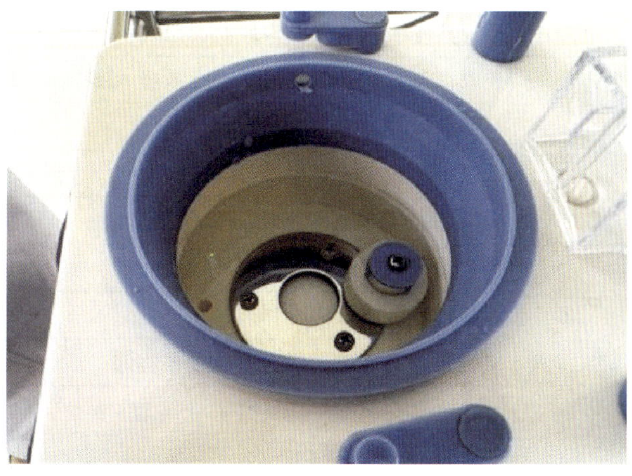

图 32－3　水槽内液面的高度

三、多元评价

雾化吸入技术的多元评价见表 32 –3。

表 32 –3　雾化吸入技术的多元评价

评价项目/分	评价要点	分值/分	师评分/分	自评分/分	组评分/分	平均分/分	等级
学习态度（20）	按时完成自主学习任务	10					
	认真观摩示教	5					
	积极参与合作	5					
合作交流（30）	按流程规范操作	10					
	按小组分工合作练习	10					
	积极沟通	10					
学习效果（50）	按操作评分标准评价（表 32 –4），将 100 分折合为 50 分						
评分：		组长签名：			教师签名：		

四、评分标准

雾化吸入技术的评分标准见表 32 –4。

表 32 –4　雾化吸入技术的评分标准

程序		分值/分	考评要点	评分等级			得分
				A	B	C	
护理评估		8	了解患者病情充分	3	2	1	
			询问用药情况正确	2	1	0	
			观察呼吸、痰液及口腔状况正确	3	2	1	
护理计划	患者准备	8	取得患者知情同意，学会有效吸入雾气	2	1	0	
	环境准备		符合操作要求	2	1	0	
	护士准备		洗手、戴口罩正确	2	1	0	
	用物准备		用物准备齐全、放置合理	2	1	0	
护理实施	核对、解释	6	核对患者正确	2	1	0	
			解释清楚并取得合作	2	1	0	
			指导并确认患者学会有效吸入雾气	2	1	0	
	准备装置	6	超声雾化装置（或氧气雾化装置）安装正确	6	4	2	

续表

程序		分值/分	考核评价要点	评分等级 A	评分等级 B	评分等级 C	得分
护理实施	配制药液	3	核对、检查药液正确	3	2	1	
			抽吸、稀释药液正确	3	2	1	
			药液注入雾化装置内正确	2	1	0	
	雾化吸入	36	安置体位适宜，协助患者漱口正确	2	1	0	
			超声雾化吸入器调节雾量、设定时间正确(进行氧气雾化时，调节流量至6~8 L/min)	6	4	2	
			指导患者雾化吸入方法正确	8	6	4	
			选用口含嘴、面罩适宜，使用方法正确	4	3	2	
			患者正确用嘴吸气、用鼻呼气	6	4	2	
			雾化吸入时间适宜	3	2	1	
			雾化吸入期间巡视观察	4	3	2	
			撤雾化器、处理装置正确	3	2	1	
	指导咳嗽	4	指导有效咳嗽正确	4	3	2	
	观察指导	4	协助患者清洁口腔、擦净面部正确	2	1	0	
			安置卧位舒适，整理床单位正确	2	1	0	
	整理、记录	10	清理用物正确	3	2	1	
			雾化器等浸泡消毒正确	3	2	1	
			洗手、脱口罩正确	2	1	0	
			记录、签名正确	2	1	0	
护理评价		10	关爱患者，沟通有效，指导到位	3	2	1	
			患者舒适、无不良反应，雾化吸入有效	3	2	1	
			动作轻巧，操作熟练、准确	4	3	2	
关键缺陷		—	缺乏人文关怀、无效雾化吸入、查对不严、发生事故、严重污染等均不及格	—	—	—	
总分		100	—	—	—	—	

（韦秀才）

任务 33　药液抽吸技术

一、基本信息

药液抽吸技术的基本信息见表 33－1。

表 33－1　药液抽吸技术的基本信息

项目	基本内容
任务名称	药液抽吸技术
任务学时	2 学时
任务目的	自安瓿内、密封瓶内正确抽吸药液
案例导入	患者，女，40 岁，患子宫肌瘤，准备于第 2 天施行手术，夜班护士发现其晚上 10 时还无法入睡。医嘱：安定 10 mg，肌内注射，立即执行。现需在用药前抽吸药液
任务分析	患者现在需要注射药液，护士需要先用注射法抽吸药液后再行注射
学习任务	1. 自安瓿内抽吸药液。 2. 自密封瓶内抽吸药液

二、工作流程

（一）操作流程

自安瓿内抽吸药液的操作流程见图 33－1；自密封瓶内抽吸药液的操作流程见图 33－2。

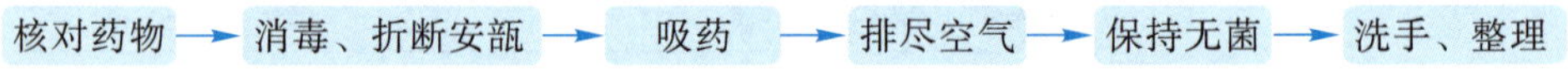

核对药物 → 消毒、折断安瓿 → 吸药 → 排尽空气 → 保持无菌 → 洗手、整理

图 33－1　自安瓿内抽吸药液的操作流程

核对药物 → 消毒瓶塞 → 注入空气 → 吸药 → 排尽空气 → 保持无菌 → 洗手、整理

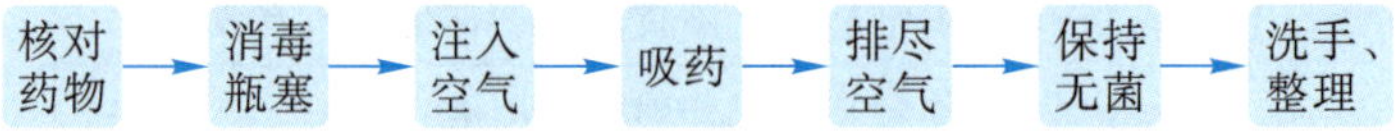

图 33－2　自密封瓶内抽吸药液的操作流程

（二）操作步骤

药液抽吸技术的操作步骤见表 33－2。

表 33－2　药液抽吸技术的操作步骤

操作步骤	具体内容
护理评估	了解给药目的、药物性能及给药方法
护理计划	1. 护士准备：保持着装整洁，洗手，戴口罩。 2. 用物准备：基础注射盘、注射器及针头、注射卡，根据注射方法选择合适的注射器及针头，按医嘱备药。

续表

操作步骤	具体内容
护理计划	3. 环境准备：环境清洁、光线充足、符合无菌操作的基本要求
护理实施	1. 核对、检查：核对药物名称与注射卡，检查药物质量及有效期。 2. 抽吸药液：包括以下两点。 (1)自安瓿内抽吸药液：①轻弹安瓿顶端，将药液弹至体部；②用消毒后的砂轮在安瓿颈部划一痕迹，消毒安瓿，拭去玻璃细屑，用无菌纱块包裹划痕上端并折断安瓿；③检查并取出注射器和针头，将针头斜面向下放入安瓿内的液面下，抽动活塞，吸取药液。 (2)自密封瓶内抽吸药液：①用启瓶器去除铝盖中心部分，用消毒液消毒瓶塞及周围，待干；②检查注射器后，向瓶内注入与所需药液等量的空气；③倒转药瓶，使针头斜面在液面下，吸取所需药液量，以食指固定针栓，拔出针头。 3. 将针头垂直向上，先回抽活塞，使针头内的药液流入注射器内，并使气泡集中在乳头根部，轻推活塞，排出气体。 4. 将安瓿或密封瓶套在针头上，再次核对后放于无菌巾内备用。 5. 洗手，分类处理用物
护理评价	1. 严格按照无菌操作原则抽吸药液，操作规范，手法正确，药量准确。 2. 吸药过程中无污染和差错发生
注意事项	1. 严格执行无菌操作原则及查对制度。 2. 吸药时手只能触及活塞柄，不能触及活塞；只能触及针栓，不能触及针梗和针尖；不可将针栓插入安瓿内，以防污染药液。 3. 将针头插入安瓿或从安瓿中取出时，不可触及安瓿口外缘。 4. 排气时，用食指固定针栓，不可触及针梗。轻推活塞排气，不可浪费药液，以免影响药量的准确性。 5. 对药液最好现用现抽吸，以免污染药液和降低效价

三、多元评价

药液抽吸技术的多元评价见表 33－3。

表 33－3 药液抽吸技术的多元评价

评价项目/分	评价要点	分值/分	师评分/分	自评分/分	组评分/分	平均分/分	等级
学习态度（20）	按时完成自主学习任务	10					
	认真观摩示教	5					
	积极参与合作	5					

续表

评价项目/分	评价要点	分值/分	师评分/分	自评分/分	组评分/分	平均分/分	等级
合作交流（30）	按流程规范操作	10					
	按小组分工合作练习	10					
	积极沟通	10					
学习效果（50）	按操作评分标准评价（表 33－4），将 100 分折合为 50 分						
评分：		组长签名：		教师签名：			

四、评分标准

药液抽吸技术的评分标准见表 33－4。

表 33－4　药液抽吸技术的评分标准

程序		规范项目	分值/分	评分标准	得分
着装准备		衣服、鞋帽符合要求，态度端正	5	衣服、鞋帽不符合要求各扣 1 分；未剪指甲扣 2 分；态度、仪表不符合要求扣 2 分	
用物准备		药品（3 支 10 mL、1 支 2 mL 安瓿）、注射器（30 mL、2 mL）、弯盘	9	缺一件扣 3 分	
护士准备		洗手，戴口罩	4	一处不符合要求扣 2 分	
		检查药物（名称、质量、有效期）	6	一处不符合要求扣 2 分	
		检查注射器（名称、有效期、包装）	6	一处不符合要求扣 2 分	
操作流程	自安瓿内抽吸药液	轻弹安瓿顶端，将药液弹至体部	6	一处不符合要求扣 3 分	
		用消毒后的砂轮在安瓿颈部划一痕迹，消毒安瓿，拭去玻璃细屑，用无菌纱块包裹划痕上端并折断安瓿	12	一处不符合要求扣 3 分	
		检查并取出注射器和针头，将针头斜面向下放入安瓿内的液面下，抽动活塞，吸取药液	12	一处不符合要求扣 3 分	

续表

程序		规范项目	分值/分	评分标准	得分
操作流程	画密封瓶内抽吸药液	用启瓶器去除铝盖中心部分，用消毒液消毒瓶塞及周围，待干	9	一处不符合要求扣3分	
		检查注射器后，向瓶内注入与所需药液等量的空气	6	一处不符合要求扣3分	
		倒转药瓶，使针头斜面在液面下，吸取所需药液量，以食指固定针栓，拔出针头	15	一处不符合要求扣3分	
整体质量		操作熟练，步骤正确；动作准确，轻巧敏捷；无菌观念强、按时完成	10	熟练程度差、步骤混乱各扣3分；动作迟缓扣3分；违反无菌操作原则扣3分；未按时完成扣1分	
总分		—	100	—	

（韦艳娜）

任务34　青霉素皮试液配制法

一、基本信息

青霉素皮试液配制法的基本信息见表34－1。

表34－1　青霉素皮试液配制法的基本信息

项目	基本内容
任务名称	青霉素皮试液配制法
任务学时	4学时
任务目的	准确配制青霉素皮试液，通过做过敏试验（皮试）来确定患者是否对该类药品过敏，以作为临床应用该药品的依据
案例导入	患者，男，33岁，以“咽喉疼痛、有灼热感，不能进食2 d”入院就诊，被诊断为急性扁桃体炎，入内科病房。体检：体温39.5 ℃，脉搏110次/分，呼吸20次/分，血压120/80 mmHg。实验室检查：白细胞21×10^{9}/L。查体：咽部充血，扁桃体肿大、有脓点，颌下淋巴结肿大。医嘱：0.9%氯化钠250 mL，青霉素400万U，静脉点滴，每6 h 1次。临时医嘱：青霉素过敏试验。请为该患者配制青霉素过敏皮试液

续表

项目	基本内容
任务分析	医生开的临时医嘱是青霉素过敏试验。试验前应详细询问患者的用药史、过敏史和家族史，对有青霉素过敏史者，禁止做过敏试验；对初次使用，或停药 3 d 后再用，或使用过程中更换药物批号者，均需做过敏试验。试验液的浓度标准为 200 ~ 500 U/mL。应按操作规程准确配制青霉素皮试液
学习任务	1. 掌握青霉素皮试液的配制浓度标准。 2. 配制过程中每一次抽吸药液的剂量要准确。 3. 能严格执行“三查七对”制度和无菌操作原则

二、工作流程

(一)操作流程

青霉素皮试液配制的操作流程见图 34 – 1。

核对医嘱
准备用物
溶解药液
吸取原液
稀释药液
标识、记录
整理用物

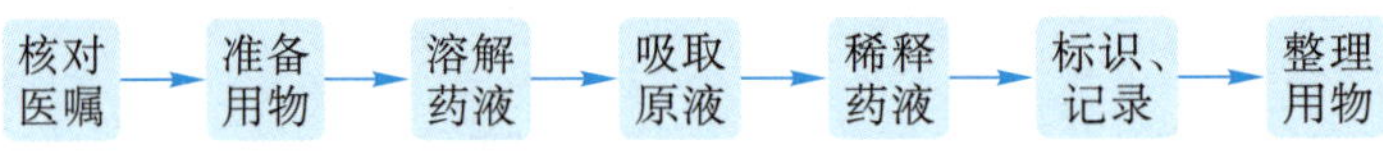

图 34 – 1 青霉素皮试液配制的操作流程

(二)操作步骤

青霉素皮试液配制的操作步骤见表 34 – 2。

表 34 – 2 青霉素皮试液配制的操作步骤

操作步骤	具体内容
护理评估	1. 询问患者的用药史、过敏史、家族史。 2. 评估抢救用物，确保 0.1% 盐酸肾上腺素、急救车、氧气装置、吸痰器等完好。 3. 解释操作目的，取得患者配合
护理计划	1. 患者准备：了解皮试的目的、注意事项、配合要点，不宜空腹。 2. 护士准备：保持着装整洁，修剪指甲，洗手，戴口罩。 3. 环境准备：环境清洁、光线适宜、符合无菌操作要求、方便观察和抢救患者。 4. 用物准备：①药物(按医嘱准备)、0.9% 氯化钠溶液；②治疗盘、无菌治疗巾、1 mL注射器，5 mL 注射器、无菌棉签、无菌纱布、皮肤消毒液(75% 酒精)、砂轮、启瓶器、手消毒液；③锐器盒、医疗垃圾桶、生活垃圾桶(图 34 – 2)
护理实施	以 80 万 U 为例，配制皮试液的浓度为 500 U/mL。 1. 两人核对医嘱及治疗单。 2. 洗手，戴口罩。 3. 铺无菌盘。 4. 核对药物、溶液及注射器。

续表

操作步骤	具体内容
护理实施	5. 消毒瓶口和安瓿颈部：开启瓶盖，常规开启铝盖中心部分；用75%酒精常规消毒瓶口，备用；消毒0.9%氯化钠安瓿颈部，折断备用。 6. 溶解药液：取5 mL注射器，按无菌操作的方法抽吸0.9%氯化钠溶液4 mL，注入青霉素瓶中，抽出4 mL空气后拔针，摇匀溶解药液(每毫升含青霉素20万U)。 7. 吸取原液(图34－3)，第1次稀释：用1 mL注射器抽取0.1 mL青霉素溶液，加入0.9%氯化钠溶液稀释至1 mL，摇匀(每毫升含青霉素2万U)。 8. 第2次稀释：推掉0.9 mL药液，保留0.1 mL于注射器内，再用0.9%氯化钠溶液稀释至1 mL，摇匀(每毫升含青霉素2000 U)。 9. 第3次稀释：推掉0.75 mL药液，保留0.25 mL于注射器内，再次用0.9%氯化钠溶液稀释至1 mL，摇匀(每毫升含青霉素500 U)。 10. 配制后处理：将配好的青霉素皮试液套上针帽，置无菌盘内盖好，备用。 11. 整理用物，洗手，脱口罩，记录配制时间、浓度
护理评价	1. 严格遵守无菌操作原则和查对制度。 2. 操作规范，剂量准确，熟练有序。 3. 口述内容准确，表达清楚，音量适中，语句通畅流利
注意事项	1. 药液要现用现配，剂量要准确。 2. 每次配制时均需将溶液混匀。 3. 青霉素皮试液不稳定，在室温下可保存4 h，在冰箱冷藏可保存24 h，过时应弃去

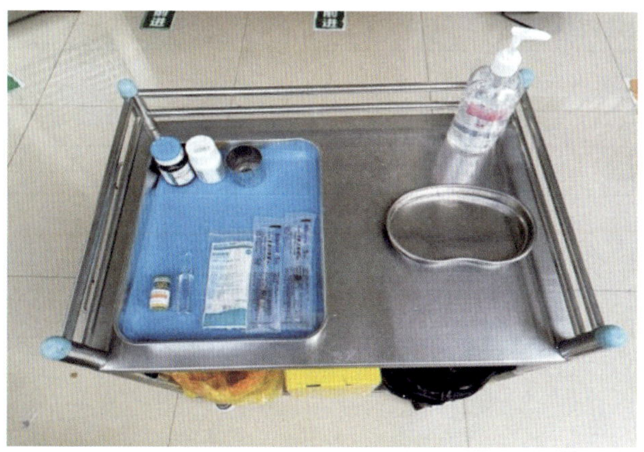

图34－2　青霉素皮试液配制的用物准备

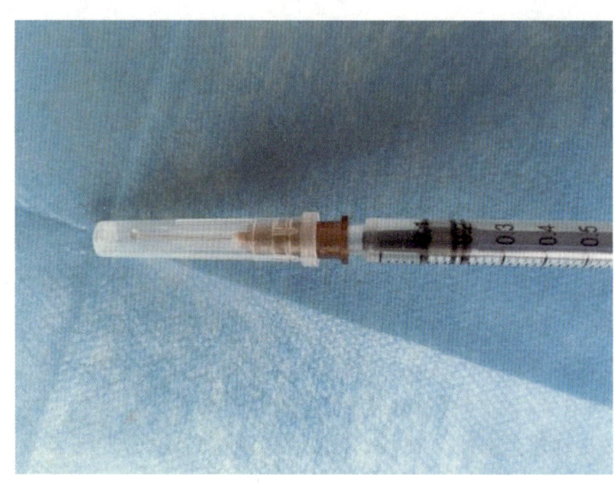

图 34－3　青霉素皮试液配制的原液

三、多元评价

青霉素皮试液配制的多元评价见表 34－3。

表 34－3　青霉素皮试液配制的多元评价

评价项目/分	评价要点	分值/分	师评分/分	自评分/分	组评分/分	平均分/分	等级
学习态度（20）	按时完成自主学习任务	10					
	认真观摩示教	5					
	积极参与合作	5					
合作交流（30）	按流程规范操作	10					
	按小组分工合作练习	10					
	积极沟通	10					
学习效果（50）	按操作评分标准评价（表 34－4），将 100 分折合为 50 分						
评分：		组长签名：			教师签名：		

四、评分标准

青霉素皮试液配制的评分标准见表 34－4。

表 34－4 青霉素皮试液配制的评分标准

程序		分值/分	考核评价要点	评分等级			得分
				A	B	C	
护士仪表		4	着装整洁、仪表端庄	4	2	0	
护理评估		8	核对医嘱正确	2	1	0	
			了解患者身体情况充分	2	1	1	
			了解患者药物过敏史	2	1	1	
			抢救用物设备齐全	2	1	0	
护理计划	患者准备	9	理解、配合	2	1	0	
	环境准备		符合无菌操作要求	2	1	0	
	护士准备		修剪指甲，洗手，戴口罩	2	1	0	
	用物准备		准备齐全、放置合理	3	2	1	
护理实施	核对	6	核对药液、溶液方法正确	6	4	2	
	消毒	9	消毒瓶口、安瓿颈方法正确	4	2	1	
			蘸消毒液量适宜	3	2	1	
			及时盖消毒液瓶盖	2	1	0	
	检查	3	检查注射器生产日期、外包装是否漏气	3	2	1	
	持注射器	3	手持注射器方法正确	3	2	0	
	吸取原液	11	吸药方法正确	2	1	0	
			排气方法正确	2	1	0	
			剂量准确	5	0	0	
			口述浓度准确	2	0	0	
	配制皮试液	24	每次抽吸生理盐水方法和量正确	6	4	0	
			每次稀释后混匀药液方法正确	6	4	2	
			每次摇匀后能正确口述皮试液浓度	6	3	2	
			每次推掉溶液方法和剂量正确	6	3	0	
	配制后处理	8	套针帽，贴标签正确	3	2	1	
			注明配制日期、时间准确	3	2	1	
			放置在无菌治疗盘内	2	1	0	
	整理用物	3	用物整理规范	3	2	1	
	洗手，脱口罩	2	洗手、脱口罩方法正确	2	1	0	

续表

程序		分值/分	考核评价要点	评分等级			得分
				A	B	C	
护理评价	过程评价	10	无菌观念强	2	1	0	
			剂量准确，无药液浪费	3	1	0	
			口述内容准确，表述清楚流畅	3	2	1	
			操作熟练有序，时间不超过 6 min	2	2	1	
关键缺陷		—	缺乏人文关怀、查对不严、发生事故、严重污染等均不及格	—	—	—	
总分		—	100	—	—	—	

（黄美旋）

模块 10　注射法

任务 35　皮内注射技术

一、基本信息

皮内注射技术的基本信息见表 35－1。

表 35－1　皮内注射技术的基本信息

项目	基本内容
任务名称	皮内注射技术
任务学时	2 学时
任务目的	用于过敏试验、预防接种及局部麻醉的前驱步骤
案例导入	患者，男，75 岁，因“大腿外伤大出血”入医院急诊科。查体：大腿伤口大而深。医嘱：立即静脉滴注青霉素 320 万 U＋0.9% 氯化钠 100 mL，每天 1 次。护士需要为该患者进行青霉素皮试
任务分析	对患者使用青霉素前，应做青霉素药物过敏试验(部位：前臂掌侧下段内侧)
学习任务	1. 熟练掌握皮内注射的常用部位。 2. 熟练掌握皮内注射的进针手法、进针角度和深度。 3. 操作前、中、后能与患者进行有效沟通，操作中严谨，保持慎独意识，防止发生差错，关爱、尊重患者，提供人性化的治疗和护理

二、工作流程

(一)操作流程

皮内注射技术的操作流程见图 35－1。

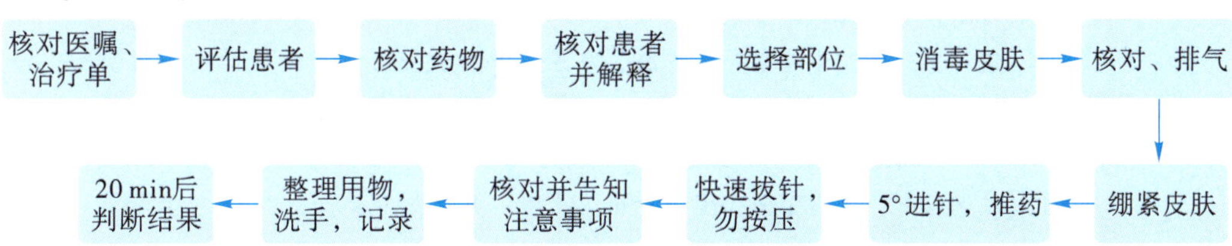

图 35－1　皮内注射技术的操作流程

(二)操作步骤

皮内注射技术的操作步骤见表 35－2。

表 35－2　皮内注射技术的操作步骤

操作步骤	具体内容
护理评估	1. 评估患者的病情、意识状态、治疗情况，详细询问患者的用药史、过敏史、家族史。 2. 评估注射部位皮肤是否有红肿、炎症、硬结、疤痕。 3. 评估患者及其家属对用药知识的知晓程度
护理计划	1. 患者准备：告知操作目的、配合方法、可能出现的过敏反应及注射时的注意事项，消除其紧张、焦虑情绪。 2. 护士准备：保持着装整洁，洗手。 3. 环境准备：环境清洁、舒适、光线充足。 4. 用物准备：治疗盘(内放青霉素、5 mL 注射器，1 mL 4 号半注射器、生理盐水注射液 10 mL、75% 酒精、棉签)、生活垃圾桶、医疗垃圾桶、急救盒(内放 0.1% 盐酸肾上腺素 1 支、2 mL 注射器、6 号针头)、手消毒液、口罩、表、笔等(图 35－2)
护理实施	1. 双人核对医嘱及治疗单。 2. 持治疗单与患者核对。“您好！我是您的责任护士，请问您叫什么名字？请给我看一下您的腕带，遵医嘱要为您做药物过敏试验，以前您对什么药物过敏吗？家属对药物是否有过敏史？您吃早饭了吗？请问您要打哪边手呢？右手是吗？我看一下您右手的皮肤情况。您右手皮肤完好，无红肿、炎症、硬结、疤痕，适合皮试，皮试时间 20 min，需要我协助您上卫生间吗？那您在这里休息，我去准备用物。” 3. 洗手，戴口罩。 4. 双人再次核对医嘱、治疗单、药液。 5. 检查青霉素的剂型、批号、有效期、质量。 6. 检查 0.9% 氯化钠注射液的有效期、质量。 7. 配制青霉素皮试液：①抽吸生理盐水注射液 4 mL，加入青霉素 80 万 U；②取 0.1 mL(2 万 U)＋生理盐水注射液，混合成 1 mL(2 万 U)；③留 0.1 mL(2000 U)＋生理盐水注射液，混合成 1 mL(2000 U)；④留 0.1 mL(200 U)＋生理盐水注射液，混合成 1 mL(200 U)。每次稀释后摇匀药液。 8. 核对患者，向其解释，再次确认其无过敏史及已进食，取得配合。 9. 定位：于前臂掌侧下段内侧，用 75% 酒精消毒皮肤(图 35－3)，直径大于 5 cm，待干。 10. 再次核对患者，排尽空气。 11. 进针推药：左手绷紧局部皮肤，右手以平执式持注射器，使针尖斜面朝上，与皮肤呈 5°进针，使针尖斜面全部进入皮内。用左手拇指固定针栓，用右手缓慢推药 0.1 mL，在表皮形成一个皮丘。 12. 快速拔针：用右手拇指固定针栓及针筒，快速拔针。 13. 告知患者：勿按压、揉搓皮丘。

续表

操作步骤	具体内容
	14. 再次核对患者、药液。 15. 观察皮丘及患者的全身反应。 16. 告知注意事项。“您有什么不舒服及时跟我们讲，20 min 内请您不要离开，也不能上卫生间，以防万一有严重过敏反应，我们没能及时发现且不能及时抢救。” 17. 整理、洗手、记录：协助患者取舒适体位，整理用物，按医疗垃圾分类处理使用后的物品，洗手，记录皮试时间。 18. 判断结果：20 min 后判断皮试结果并告知患者。“您的皮试结果是阴性。” 19. 洗手，记录，签名
护理评价	1. 无菌观念强，认真核对，无差错。 2. 动作轻稳、操作规范，定位、进针角度、持注射器方法正确。 3. 药物过敏试验注射皮丘一次成功。 4. 关爱患者，沟通有效，患者舒适安全
注意事项	1. 勿用碘酊消毒皮肤，嘱患者勿揉搓、覆盖注射部位，以免影响结果观察，注射后 20 min 观察结果。 2. 药液要现用现配，剂量要准确。 3. 做皮试前必须询问有无过敏史，对有过敏史者不可做药物过敏试验。 4. 必要时需对药物过敏试验做对照，即在另一前臂相同部位注入 0.1 mL 生理盐水，20 min 后对照结果

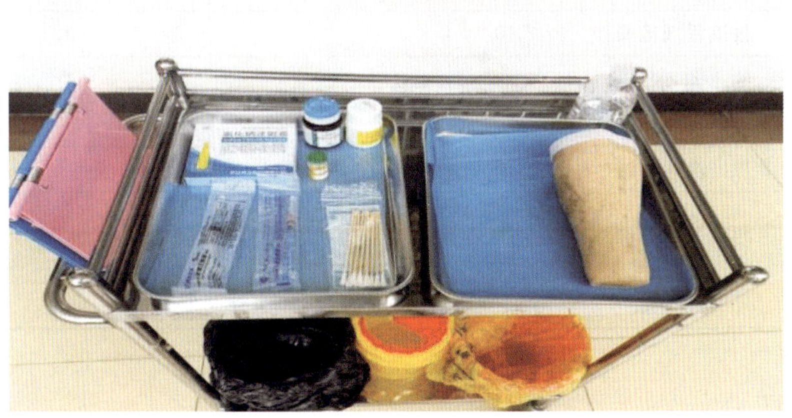

图 35－2　皮内注射技术的用物准备

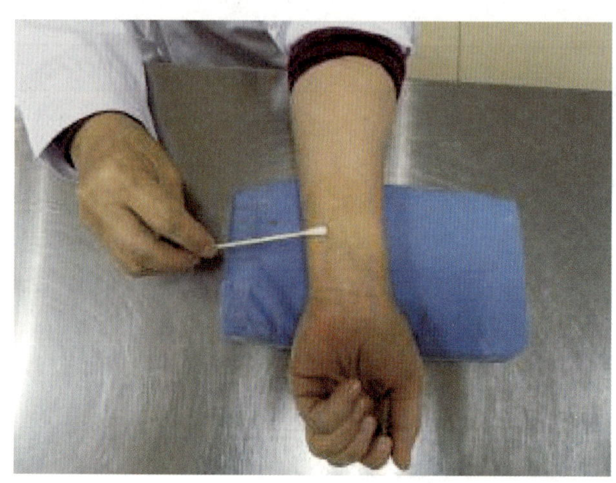
图 35－3　消毒皮肤

三、多元评价

皮内注射技术的多元评价见表 35－3。

表 35－3　皮内注射技术的多元评价

评价项目/分	评价要点	分值/分	师评分/分	自评分/分	组评分/分	平均分/分	等级
学习态度（20）	按时完成自主学习任务	10					
	认真观摩示教	5					
	积极参与合作	5					
合作交流（30）	按流程规范操作	10					
	按小组分工合作练习	10					
	积极沟通	10					
学习效果（50）	按操作评分标准评价（表 35－4），将 100 分折合为 50 分						
评分：		组长签名：			教师签名：		

四、评分标准

皮内注射技术的评分标准见表 35－4。

表 35－4 皮内注射技术的评分标准

程序	规范项目	分值/分	评分标准	得分
操作前准备	仪表端庄、着装整洁	2	一处不符合要求扣 1 分	
	核对医嘱、治疗单	2	一处不符合要求扣 1 分	
	评估：①询问患者的身体状况及药物过敏史；②观察患者局部皮肤状况；③解释操作目的，取得患者配合	6	一处不符合要求扣 2 分	
	洗手，戴口罩	2	一处不符合要求扣 1 分	
	用物准备：治疗盘（内放青霉素、5 mL 注射器，1 mL 4 号半注射器、生理盐水注射液 10 mL、75% 酒精、棉签）、生活垃圾桶、医疗垃圾桶、急救盒（内放 0.1% 盐酸肾上腺素 1 支、2 mL 注射器、6 号针头）、手消毒液、口罩、表、笔等	5	少一件或一件不符合要求扣 0.5 分，扣完 5 分为止	
操作流程	打开无菌治疗巾包，按规范要求铺治疗盘	2	一处不符合要求扣 1 分	
	核对：具体如下。①治疗单：床号、姓名、药名、浓度、剂量、用法、时间。②青霉素：药名、剂量、生产批号、有效期。③生理盐水：药名、剂量、生产批号，对光检查药液是否浑浊、沉淀或有絮状物，瓶身有无裂痕。④注射器：名称、生产日期、有效期、包装完整性	8	一处不符合要求扣 2 分	
	皮试液配制：①开启青霉素安瓿的中心部分，消毒。②将生理盐水注射液安瓿划痕处消毒后折断。③配置青霉素皮试液：a. 将生理盐水注入青霉素瓶内，摇匀，使每毫升含青霉素 20 万 U；b. 用 1 mL 注射器取上液 0.1 mL，加生理盐水至 1 mL，摇匀，使每毫升含青霉素 2 万 U；c. 用 1 mL注射器取上液 0.1 mL，加生理盐水至 1 mL，摇匀，使每毫升含青霉素 2000 U；d. 用 1 mL 注射器取上液 0.1～0.25 mL，加生理盐水至 1 mL，摇匀，使每毫升含青霉素 200～500 U；e. 将配好的青霉素皮试液套上生理盐水安瓿，置于无菌盘内备用，盖好。将青霉素溶液、抢救盒放上治疗车	12	一处不符合要求扣 4 分	

续表

程序	规范项目	分值/分	评分标准	得分
操作流程	携用物至床旁，核对床号、患者，再次确认患者无过敏史、已进食	6	一处不符合要求扣 2 分	
	协助患者取舒适体位	1	体位不舒适扣 1 分	
	选择注射部位、消毒：预防接种在上臂三角肌下缘，过敏试验在前臂掌侧下 1/3 处，用 75% 酒精消毒，待干	6	一处不符合要求扣 2 分	
	注射前查对：确认无误后排气	3	未核对扣 2 分；未排气扣 1 分	
	进针：左手绷紧注射部位皮肤，右手持注射器，针尖斜面向上，与皮肤呈 5°刺入皮内，待针尖斜面全部刺入皮内后，固定针栓	6	一处不符合要求扣 2 分	
	注药：右手推注药液 0.1 mL 至出现圆形隆起的皮丘，显露毛孔	2	一处不符合要求扣 1 分	
	拔针：注射完毕，拔出针头，切勿按压	3	一处不符合要求扣 1 分	
	注射后查对，确认无误	1	未查对扣 1 分	
	嘱患者观察皮试结果的时间，观察期间不要离开病房，若有不适，则应及时报告	3	一处不符合要求扣 1 分	
	协助患者取舒适体位，整理床单元和用物，致谢	3	一处不符合要求扣 1 分	
	洗手	1	未洗手扣 1 分	
	签名并记录：在治疗单上签全名，记录时间(皮试时间—结果判断时间)	2	一处不符合要求扣 1 分	
	观察结果、记录：按规定时间由双人观察结果，按要求记录皮试结果	2	一处不符合要求扣 1 分	
操作后评价	按消毒技术规范要求分类整理使用后的物品	3	不符合要求扣 3 分	
	正确指导患者：向患者解释操作目的、配合要点及注意事项	3	一处不符合要求扣 1 分	
	语言通俗易懂、态度和蔼、沟通有效	3	一处不符合要求扣 1 分	
	全过程动作熟练、规范、符合操作原则	3	一处不符合要求扣 1 分	
回答问题	目的：用于过敏试验、预防接种及局部麻醉的前驱步骤	2	回答不全或回答错误扣 2 分	

续表

程序	规范项目	分值/分	评分标准	得分
回答问题	注意事项：①勿用碘酊消毒皮肤，嘱患者勿揉搓、覆盖注射部位，以免影响结果观察，注射后 20 min 观察结果；②药液要现用现配，剂量要准确；③做皮试前必须询问有无过敏史，有过敏史者不可做过敏试验；④必要时需对药物过敏试验做对照，即在另一前臂相同部位，注入 0.1 mL 生理盐水，20 min 后对照结果	8	一处回答不全或回答错误扣 2 分	
总分	—	100	—	

（黄爱兰）

任务 36 皮下注射技术

一、基本信息

皮下注射技术的基本信息见表 36－1。

表 36－1 皮下注射技术的基本信息

项目	基本内容
任务名称	皮下注射技术
任务学时	2 学时
任务目的	1. 用于注射不宜口服且需在一定时间内发挥药效的药物（如胰岛素、肾上腺素等） 2. 用于各种菌苗、疫苗的预防接种。 3. 用于局部给药，如局部麻醉
案例导入	患者，女，78 岁，患糖尿病 26 年，近 3 年来血糖一直居高不下，已用足量的降血糖药，但空腹血糖仍在 10 mmol/L 以上，今晨 8 点被收入某院内分泌科。医嘱：中效胰岛素 10 U，皮下注射，每日 2 次，饭前 30 min 注射
任务分析	该患者因患糖尿病，需长期皮下注射胰岛素，饭前 30 min 注射，每天注射部位要交替进行。注射部位：上臂三角肌下缘、两侧腹壁、后背、大腿前侧和外侧
学习任务	1. 熟练掌握皮下注射的常用部位。 2. 熟练掌握皮下注射的进针手法、进针角度和进针深度。 3. 操作前、后能与患者进行有效沟通；操作中严谨，保持慎独意识，防止差错发生，关爱、尊重患者，提供人性化的治疗和护理

二、工作流程

（一）操作流程

皮下注射技术的操作流程见图 36－1。

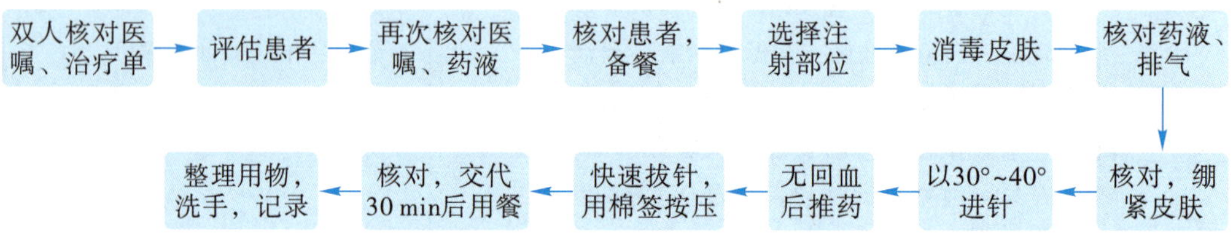

图 36－1　皮下注射技术的操作流程

（二）操作步骤

皮下注射技术的操作步骤见表 36－2。

表 36－2　皮内注射技术的操作步骤

操作步骤	具体内容
护理评估	1. 评估患者的一般情况，如年龄、病情、治疗经过及注射部位局部情况。 2. 评估患者的认知反应，如对注射药物的认知、心理状态及合作程度
护理计划	1. 患者准备：告知操作目的、配合方法、可能出现的过敏反应及注射的注意事项，消除其焦虑、紧张情绪。 2. 护士准备：保持着装整洁，洗手。 3. 环境准备：环境清洁、舒适、光线充足。 4. 用物准备：手消毒液、治疗盘、无菌治疗巾包、合适型号的一次性注射器、棉签、药液、皮肤消毒剂、砂轮、治疗单、笔、表、锐器盒、盛污物容器，必要时备无菌纱布（折断安瓿时用）（图 36－2）
护理实施	1. 双人核对医嘱及治疗单。 2. 核对评估患者：持治疗单与患者核对（核对床头卡，1 床）。“您好！我是今天的当班护士，请问您的名字是什么？请让我核对一下您的腕带，根据您的病情，遵医嘱我要为您皮下注射胰岛素 10 U，您以前注射过胰岛素吗？您吃午饭了吗？注射胰岛素 30 min 后必须吃东西，请问您准备好午饭了吗？您在这里稍等，我去准备用物。” 3. 洗手，戴口罩。 4. 双人再次核对医嘱、治疗单、药液。 5. 抽吸药液：检查药物质量，开启药瓶，抽吸药液，排气，放入无菌盘内。 6. 备齐用物后携至床旁，核对并解释。 7. 选择注射部位，常规消毒皮肤，待干。“请您伸出手臂好吗？我先给您消毒。” 8. 再次核对患者、药液，排尽注射器内的空气（核对床头卡，再次核对患者的姓名和腕带）。“我将在您的三角肌下缘注入胰岛素 10 U，进针时有点疼，您别紧张。”

续表

操作步骤	具体内容
护理实施	9. 左手绷紧局部皮肤，右手持注射器，用食指固定针栓，使针头斜面向上并与皮肤呈30°～40°，迅速刺入针梗的1/2～2/3(对过瘦者可捏起局部组织，适当减小穿刺角度)，松开左手，抽动活塞，检查有无回血。如无回血，则缓慢推药。 10. 注射毕，拔针，按压片刻，直至不出血。 11. 再次核对药液和患者，安置患者于舒适体位，整理床单元。“您30 min后记得吃午饭。如果有任何不适，请您按呼叫器。谢谢您的配合。” 12. 清理用物(按医疗垃圾分类处理用物)，洗手，记录，签名
护理评价	1. 无菌观念强，认真核对，无差错。 2. 动作轻稳、操作规范，定位、进针角度、持注射器方法正确。 3. 皮下注射药物剂量正确，穿刺一次成功，进针快、拔针快、缓慢推药正确。 4. 关爱患者，沟通有效，患者舒适安全
注意事项	1. 尽量避免应用刺激性较强的药物做皮下注射。 2. 选择注射部位时，应当避开有炎症、破溃或者肿块的部位。 3. 对经常注射者，应更换注射部位

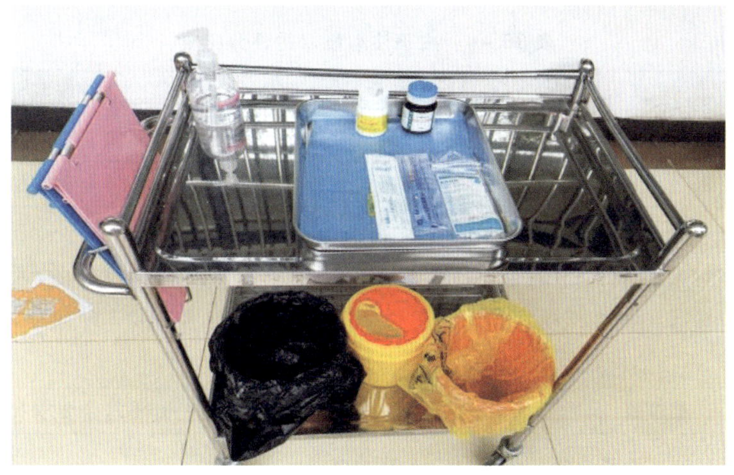

图36－2　皮下注射技术的用物准备

三、多元评价

皮下注射技术的多元评价见表36－3。

表 36 -3　皮下注射技术的多元评价

<table>
<tr><th>评价项目/分</th><th>评价要点</th><th>分值/分</th><th>师评分/分</th><th>自评分/分</th><th>组评分/分</th><th>平均分/分</th><th>等级</th></tr>
<tr><td rowspan="3">学习态度（20）</td><td>按时完成自主学习任务</td><td>10</td><td></td><td></td><td></td><td></td><td rowspan="7"></td></tr>
<tr><td>认真观摩示教</td><td>5</td><td></td><td></td><td></td><td></td></tr>
<tr><td>积极参与合作</td><td>5</td><td></td><td></td><td></td><td></td></tr>
<tr><td rowspan="3">合作交流（30）</td><td>按流程规范操作</td><td>10</td><td></td><td></td><td></td><td></td></tr>
<tr><td>按小组分工合作练习</td><td>10</td><td></td><td></td><td></td><td></td></tr>
<tr><td>积极沟通</td><td>10</td><td></td><td></td><td></td><td></td></tr>
<tr><td>学习效果（50）</td><td colspan="6">按操作评分标准评价（表 36 -4），将 100 分折合为 50 分</td></tr>
<tr><td colspan="2">评分：</td><td colspan="3">组长签名：</td><td colspan="3">教师签名：</td></tr>
</table>

四、评分标准

皮下注射技术的评分标准见表 36 -4。

表 36 -4　皮下注射技术的评分标准

<table>
<tr><th>程序</th><th>规范项目</th><th>分值/分</th><th>评分标准</th><th>得分</th></tr>
<tr><td rowspan="5">操作前准备</td><td>仪表端庄、着装整洁</td><td>2</td><td>一处不符合要求扣 1 分</td><td></td></tr>
<tr><td>核对医嘱、治疗单</td><td>2</td><td>一处不符合要求扣 1 分</td><td></td></tr>
<tr><td>评估、解释：①询问患者的身体状况；②了解患者有无药物过敏史；③评估注射部位状况；④解释操作目的，取得患者配合</td><td>8</td><td>一处未评估扣 2 分；未解释扣 2 分</td><td></td></tr>
<tr><td>洗手，戴口罩</td><td>2</td><td>一处不符合要求扣 1 分</td><td></td></tr>
<tr><td>准备用物：手消毒液、治疗盘、无菌治疗巾包、合适型号的一次性注射器、棉签、药液、皮肤消毒剂、砂轮、治疗单、笔、表、锐器盒、盛污物容器，必要时备无菌纱布（折断安瓿时用）</td><td>5</td><td>一件不符合要求扣 0.5 分，扣完 5 分为止</td><td></td></tr>
<tr><td>操作流程</td><td>按无菌操作原则铺无菌盘（可直接按双折打开）</td><td>3</td><td>铺盘方法不对扣 3 分</td><td></td></tr>
</table>

续表

程序	规范项目	分值/分	评分标准	得分
操作流程	核对：具体如下。①治疗单：床号、姓名、药名、浓度、剂量、用法、时间。②药品：核对药名、剂量、生产批号、有效期，对光检查药液是否浑浊、沉淀或有絮状物，瓶身有无裂痕。③一次性注射器：名称、生产日期、有效期、包装完整性	6	一处不符合要求扣2分	
	吸药：①将安瓿顶端药液弹下，在安瓿颈部划痕，消毒后折断；②取一次性注射器及针头并衔接紧密；③用正确方法吸药，排尽空气；④将抽吸好的药液套上安瓿，置于无菌盘内	8	一处不符合要求扣2分	
	携用物至患者床旁，核对床号、姓名，告知药名、作用，协助患者取舒适体位	6	一处未核对扣1分；一处未告知扣1分；体位不舒适扣2分	
	选择注射部位：上臂三角肌下缘、上臂外侧、腹部、后背、大腿外侧	5	一处注射部位不对扣1分	
	常规消毒皮肤，消毒范围直径大于5 cm	4	消毒皮肤范围及方法不正确各扣2分	
	注射前查对，确认无误后排气	4	一处不符合要求扣2分	
	一手拇指、食指绷紧皮肤，另一手持针，以食指固定针栓，将针梗的1/2～2/3以30°～40°(消瘦者及小儿酌减)迅速刺入皮下，回抽活塞，若无回血，则缓慢注入药物	12	未绷紧皮肤扣2分；进针角度、手法不对各扣2分；进针过深或过浅扣2分；注药前不回抽、回抽有血各扣2分	
	注射毕，快速拔针，用棉签按压针眼处，及时查看注射胰岛素的时间	6	一处不符合要求扣2分	
	再次核对后，将针头和安瓿弃入锐器盒内，将注射器弃入盛污物容器内	2	一处不符合要求扣1分	
	协助患者取舒适体位，整理床单元和用物，告知注意事项，致谢	4	一处不符合要求扣1分	
	洗手	1	未洗手扣1分	
	记录	1	未记录扣1分	

续表

程序	规范项目	分值/分	评分标准	得分
操作后评价	按消毒技术规范要求分类整理使用后的物品	1	不符合要求扣 1 分	
	正确指导患者：①向患者解释操作目的、配合要点及注意事项；②皮下注射胰岛素时，告知患者注射后 30 min 开始进食，以免因时间过长而造成低血糖	4	一处不符合要求扣 2 分	
	语言通俗易懂、态度和蔼、沟通有效	3	一处不符合要求扣 1 分	
	全过程动作熟练、规范、符合操作原则	3	一处不符合要求扣 1 分	
回答问题	目的：通过皮下注射给予药物，多用于局部麻醉和胰岛素治疗。	2	回答不全或回答错误扣 2 分	
	注意事项：①尽量避免应用刺激性较强的药物做皮下注射；②选择注射部位时，应避开有炎症、破溃或者肿块的部位；③对经常注射者，应每次更换注射部位	6	一处回答不全或回答错误扣 2 分	
总分	—	100	—	

（黄爱兰，陆荣义）

任务 37　肌内注射技术

一、基本信息

肌内注射技术的基本信息见表 37 – 1。

表 37 – 1　肌内注射技术的基本信息

项目	基本内容
任务名称	肌内注射技术
任务学时	4 学时
任务目的	1. 适用于注射需要在一定时间内产生药效，而不能或不宜口服的药物。 2. 适用于注射不宜或不能静脉注射，要求比皮下注射更快产生疗效的药物。 3. 适用于注射刺激性较强或者药量较大的药物
案例导入	患者，男，27 岁，发热 39.8 ℃。医嘱：柴胡 4 mL，肌内注射，立即执行。护士应该首选患者哪里的肌肉进行肌内注射？怎么定位
任务分析	该患者为成年男性，首选臀大肌进行肌内注射。可用“十”字法或连线法进行定位

续表

项目	基本内容
学习任务	1. 熟练掌握肌内注射的常用部位及相应的定位方法。 2. 经过练习，能够熟练掌握肌内注射的持针方式、进针角度和进针深度。 3. 操作前、后能与患者进行有效沟通；操作中严谨，保持慎独意识，防止发生差错，关爱、尊重患者，提供人性化的治疗和护理

二、工作流程

(一)操作流程

肌内注射技术的操作流程见图 37－1。

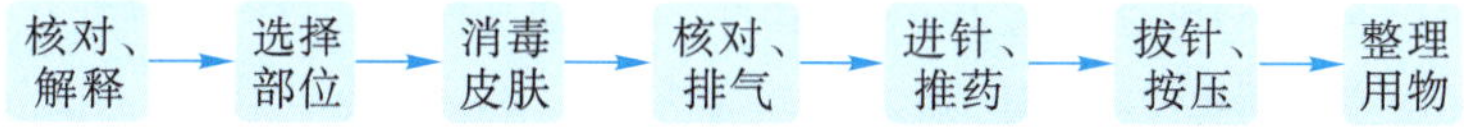

核对、解释 → 选择部位 → 消毒皮肤 → 核对、排气 → 进针、推药 → 拔针、按压 → 整理用物

图 37－1 肌内注射技术的操作流程

(二)操作步骤

肌内注射技术的操作步骤见表 37－2。

表 37－2 肌内注射技术的操作步骤

操作步骤	具体内容
护理评估	1. 评估患者的一般情况，如年龄、病情、意识状况、治疗情况及注射部位局部情况。 2. 评估患者的认知反应，如对注射药物的认知、心理状态及合作程度
护理计划	1. 患者准备：告知操作目的、配合方法、可能出现的过敏反应及注射的注意事项，消除其紧张、焦虑情绪。 2. 护士准备：保持着装整洁，洗手。 3. 环境准备：环境清洁、舒适、光线充足。 4. 用物准备：手消毒液、治疗盘、无菌治疗巾包、无菌容器、无菌持物钳、2～5 mL一次性注射器、棉签、药液、皮肤消毒剂、砂轮、治疗单、笔、表、锐器盒、盛污物容器，必要时备无菌纱布(折断安瓿时用)(图 37－2)
护理实施	1. 双人核对医嘱及治疗单。 2. 评估患者：持治疗单与患者核对(核对床头卡)。“您好！我是今天的当班护士，请您告诉我您的床号和姓名好吗？我能核对一下您的腕带吗？根据您的病情，遵医嘱我要为您肌内注射柴胡注射液 4 mL，以起到退热作用。您以前注射过柴胡注射液吗？注射后，会出现大量出汗等症状，请及时补充水分、更换衣裤好吗？请不要紧张，根据我的指导配合我就可以了，我会尽量动作轻柔的。” 3. 洗手，戴口罩。 4. 双人再次核对医嘱、治疗单、药液。

续表

操作步骤	具体内容
护理实施	5. 抽吸药液：检查药物质量，摇匀、开启药瓶，抽吸药液，排气，放入无菌盘内。 6. 备齐用物后携至床旁，核对并解释。 7. 选择注射部位，做好定位，常规消毒皮肤，待干。“请您侧卧，稍微褪下裤子好吗？我先给您定位、消毒。” 8. 再次核对患者、药液并排尽注射器内的空气（核对床头卡，再次核对患者姓名和腕带）。“我将在您的臀部注入药物，进针时有点痛，请尽量放松肌肉。” 9. 左手绷紧局部皮肤，右手持注射器，用食指固定针栓，使针头与皮肤呈 90°，迅速刺入针梗的 1/2 ~ 2/3，松开左手，抽动活塞，检查有无回血，如无回血，则缓慢推药。 10. 注射毕，拔针，按压片刻，直到不出血。“您现在有什么不舒服吗？请休息一会，如果有任何不适，请您按呼叫器。谢谢配合！” 11. 再次核对，安置患者于舒适体位，观察患者反应。 12. 整理床单位，致谢。 13. 洗手，记录，签名
护理评价	1. 无菌观念强，认真核对，无差错。 2. 动作轻稳、操作规范，定位、进针角度、持注射器方法正确。 3. 注射药物剂量正确，穿刺一次成功，进针快、拔针快，缓慢推药正确。 4. 关爱患者、沟通有效，患者感觉舒适、安全
注意事项	1. 选择合适的注射部位，避免刺伤神经和血管，不能在有炎症、硬节、瘢痕等的部位注射。 2. 需要同时注射 2 种以上药液时，应注意配伍禁忌。 3. 同时注射多种药液时，应先注射刺激性较弱的药液，后注射刺激性较强的药液。 4. 切勿将针梗全部刺入，以防针梗从根部折断。 5. 对 2 岁以下婴幼儿不宜选用臀大肌注射，以免损伤坐骨神经，应选用臀中肌、臀小肌注射。 6. 对长期注射的患者，应交替注射不同部位

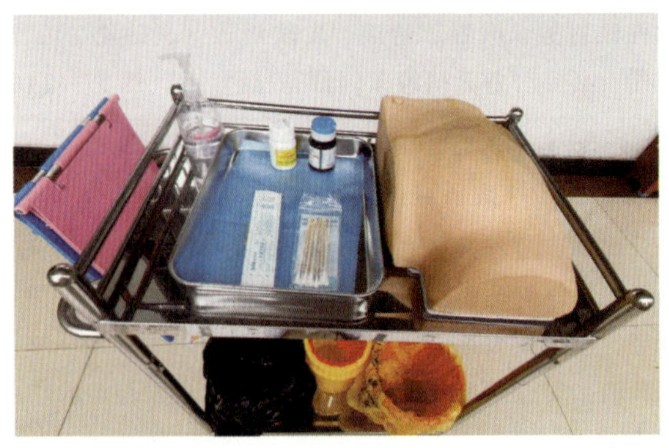

图 37－2　肌内注射技术的用物准备

三、多元评价

肌内注射技术的多元评价见表 37－3。

表 37－3 肌内注射技术的多元评价

评价项目/分	评价要点	分值/分	师评分/分	自评分/分	组评分/分	平均分/分	等级
学习态度（20）	按时完成自主学习任务	10					
	认真观摩示教	5					
	积极参与合作	5					
合作交流（30）	按流程规范操作	10					
	按小组分工合作练习	10					
	积极沟通	10					
学习效果（50）	按操作评分标准评价（表 37－4），将 100 分折合为 50 分						
评分：		组长签名：		教师签名：			

四、评分标准

肌内注射技术的评分标准见表 37－4。

表 37－4 肌内注射技术的评分标准

程序	规范项目	分值/分	评分标准	得分
操作前准备	仪表端庄、着装整洁	2	一处不符合要求扣 1 分	
	核对医嘱、治疗单	2	一处不符合要求扣 1 分	
	评估：①了解药物使用的注意事项；②询问患者的身体状况及注射部位状况；③解释操作目的，取得患者配合	6	一处未评估扣 2 分	
	洗手，戴口罩	2	一处不符合要求扣 1 分	
	准备用物：手消毒液、治疗盘、无菌治疗巾包、无菌容器、无菌持物钳、2～5 mL 一次性注射器、棉签、药液、皮肤消毒剂、砂轮、治疗单、笔、表、锐器盒、盛污物容器，必要时备无菌纱布（折断安瓿时用）	5	一件不符合要求扣 0.5 分，扣完 5 分为止	

续表

程序	规范项目	分值/分	评分标准	得分
操作流程	打开无菌治疗巾包，按规范要求铺治疗盘	2	一处不符合要求扣1分	
	核对：具体如下。①治疗单：床号、姓名、药名、浓度、剂量、用法、时间。②药品：药名、剂量、生产批号、有效期，对光检查药液是否有浑浊、沉淀或絮状物，瓶身有无裂痕。③一次性注射器：名称、生产日期、有效期、包装完整性	6	一处不符合要求扣2分	
	吸药：①将安瓿顶端的药液弹下，在安瓿颈部划痕，消毒后用无菌纱布包裹并折断；②取一次性注射器及针头，衔接紧密；③用正确方法吸药，排尽空气；④将抽吸好的药液套上安瓿，置于无菌盘内	8	一处不符合要求扣2分	
	携用物至床旁，核对患者，遮挡患者	2	未核对扣1分；未遮挡扣1分	
	选择注射部位(臀大肌、臀中肌、臀小肌、股外侧肌、上臂三角肌)，能正确叙述一种定位方法	6	一处注射部位不对扣1分；不能叙述定位方法扣1分	
	协助患者取合适体位，使注射部位肌肉放松	2	体位不合适，不利于肌肉放松扣2分	
	常规消毒皮肤，范围直径大于5 cm	2	消毒范围不正确扣2分	
	注射前查对，确认无误后，排尽注射器内的空气	6	一处不符合要求扣2分	
	进针：指导患者放松，左手拇指、食指绷紧皮肤，右手持针，将针头迅速垂直刺入肌内2.5～3 cm(针梗的1/2～2/3，对消瘦者及小儿酌减)	8	未绷紧皮肤扣2分；进针角度、手法不对各扣2分；进针过深或过浅扣2分	
	注药：松开左手，抽动活塞，右手固定针栓，若无回血，则缓慢注入药物	6	一处不符合要求扣2分	
	拔针：注射毕，左手用干无菌棉签按压针眼处，右手快速拔针，再按压进针点，直至不出血	3	一处不符合要求扣1分	
	注射后查对，确认无误	1	不符合要求扣1分	
	询问患者对操作的感受	1	不符合要求扣1分	

续表

程序	规范项目	分值/分	评分标准	得分
操作流程	协助患者取舒适体位，整理床单元和用物，致谢	6	一处不符合要求扣 2 分	
	洗手	1	未洗手扣 1 分	
	记录	1	未记录扣 1 分	
操作后评价	按消毒技术规范要求分类整理使用后的物品	3	不符合要求扣 3 分	
	正确指导患者：①告知患者注射时勿紧张，放松肌肉，使药液顺利进入肌肉组织，以利于药液的吸收；②告知患者所注射的药物及注意事项	4	一处不符合要求扣 2 分	
	语言通俗易懂、态度和蔼、沟通有效	3	一处不符合要求扣 1 分	
	全过程动作熟练、规范、符合操作原则	3	一处不符合要求扣 1 分	
回答问题	目的：①注射需迅速发挥药效或不能经口服用药的药物；②注射不宜或不能做静脉注射，又要求比皮下注射更快产生药效的药物；③注射刺激性较强或药量较大的药物。	3	一处回答不全或回答错误扣 1 分	
	注意事项：①选择合适的注射部位，避免刺伤神经和血管，不能在有炎症、硬节、瘢痕等的部位注射；②需要 2 种以上药液同时注射时，应注意配伍禁忌；③同时注射多种药液时，应先注射刺激性较弱的药液，后注射刺激性较强的药液；④切勿将针梗全部刺入，以防针梗从根部折断；⑤ 对 2 岁以下婴幼儿不宜选臀大肌注射，避免损伤坐骨神经，应选用臀中肌、臀小肌注射；⑥对长期注射的患者，应交替注射不同部位	6	一处回答不全或回答错误扣 1 分	
总分	—	100	—	

（卢秋妍，黄　翔）

任务 38　静脉注射技术

一、基本信息

静脉注射技术的基本信息见表 38－1。

表 38－1　静脉注射技术的基本信息

项目	基本内容
任务名称	静脉注射技术
任务学时	2 学时
任务目的	1. 注入药物：用于不宜口服、皮下注射或肌内注射，需要迅速发挥药效的药物，尤其是治疗危重患者时。 2. 诊断性治疗：经静脉注入造影剂，如做肾脏、胆囊造影检查等。 3. 进行股静脉注射或血标本采集
案例导入	患者，女，51 岁，患支气管炎。医嘱：青霉素 160 万 U，静脉注射，每天 2 次。今天是用药的第 2 天。护士应该选择哪里的静脉进行注射操作？
任务分析	该患者为成年女性，需静脉注射青霉素，该药物刺激性较强，首选肘部较大的浅静脉进行静脉注射，因为推注的药量较大，所以应将原针头换成头皮针进行穿刺并缓慢注药
学习任务	1. 熟练掌握静脉注射的常用血管。 2. 经过练习，能够熟练掌握静脉注射的进针角度、深度。 3. 操作前、后能与患者有效沟通；操作中严谨，保持慎独意识，防止差错发生，关爱、尊重患者，提供人性化的治疗和护理

二、工作流程

（一）操作流程

静脉注射技术的操作流程见图 38－1。

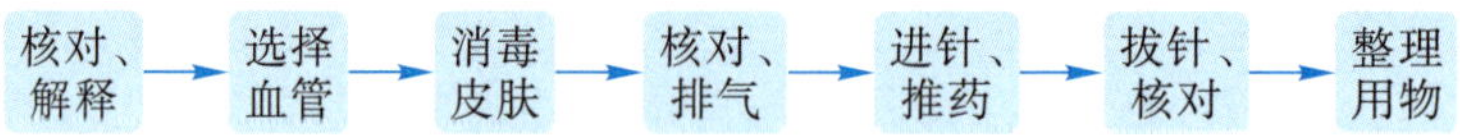

核对、解释 → 选择血管 → 消毒皮肤 → 核对、排气 → 进针、推药 → 拔针、核对 → 整理用物

图 38－1　静脉注射技术的操作流程

（二）操作步骤

静脉注射技术的操作步骤见表 38－2。

表 38－2　静脉注射技术的操作步骤

操作步骤	具体内容
护理评估	1. 评估患者的一般情况，如年龄、病情、意识状况、治疗情况、注射部位局部皮肤及血管情况(静脉充盈度、血管弹性)。 2. 评估患者的认知反应，如对注射药物的认知、心理状态及合作程度
护理计划	1. 患者准备：告知操作目的、配合方法、可能出现的过敏反应及注射的注意事项，消除其紧张、焦虑情绪。 2. 护士准备：保持着装整洁，洗手。 3. 环境准备：环境清洁、舒适、光线充足。 4. 用物准备：手消毒液、治疗车、治疗盘、无菌治疗巾包、无菌持物钳、合适型号的一次性注射器和针头、清洁容器、棉签、皮肤消毒剂、砂轮、止血带、垫巾、医嘱单、治疗单、盛污物容器、锐器盒，必要时备无菌纱布(折断安瓿时用)，按医嘱准备药物(图 38－2)
护理实施	1. 双人核对医嘱及治疗单。 2. 评估患者：持治疗单与患者核对(核对床头卡，6 床)。“您好！我是今天的当班护士，请您告诉我您的床号和姓名好吗？我能核对一下您的腕带吗？根据您的病情，遵医嘱我要为您静脉注射青霉素 160 万 U。青霉素是消炎药，您昨天已经注射过了是吗？好，请不要紧张，根据我的指导配合就可以了。” 3. 洗手，戴口罩。 4. 双人再次核对医嘱、治疗单、药液。 5. 抽吸药液：检查药物质量，摇匀、开启药瓶，抽吸药液，排气，放入小无菌盘内。 6. 备齐用物后携至床旁，核对并解释(核对床头卡，核对患者的姓名和腕带，确认无误)。 7. 选择好注射血管，扎好止血带，常规消毒皮肤，待干。“请您伸出右手好吗？我先扎上止血带，给您消毒。可能会有些紧，请忍耐一下。” 8. 再次查对患者、药液并排尽注射器内的空气。 9. 左手绷紧局部皮肤，右手持头皮针，使针头与皮肤呈 15°～30°进针，见回血后放平针梗，使之与血管平行后再送入少许，松止血带，松拳，缓慢推药 10. 注射毕，拔针，按压，直至不出血。 11. 再次核对患者和药液，安置患者于舒适体位，整理床单位，致谢。 12. 观察患者是否有不适。“您现在有什么不舒服吗？请您休息一会，如果有任何不适，请您按呼叫器。谢谢您的配合！” 13. 清理用物，洗手，记录，签名
护理评价	1. 无菌观念强，认真核对，无差错。 2. 动作轻稳、操作规范，定位、进针角度、持注射器方法正确。 3. 注射药物剂量正确，穿刺一次成功，进针快、拔针快、缓慢推药正确。 4. 关爱患者、沟通有效

续表

操作步骤	具体内容
注意事项	1. 对需要长期静脉给药的患者，应当保护好血管，由远心端至近心端选择穿刺血管。 2. 注射过程中随时观察患者反应。 3. 静脉注射有强烈刺激性的药物时，应当防止因药物外渗而造成组织坏死

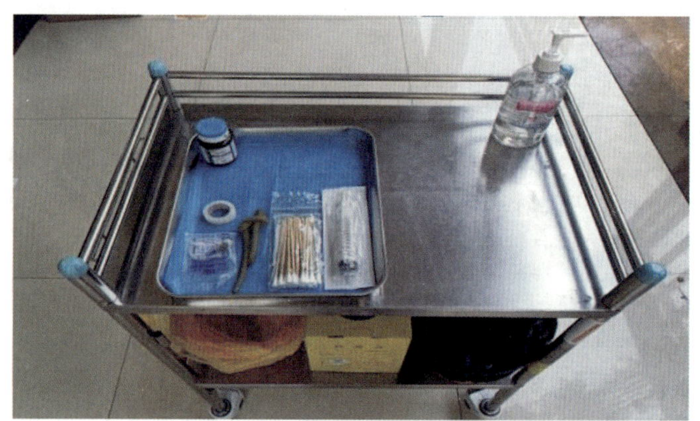

图 38－2　静脉注射技术的用物准备

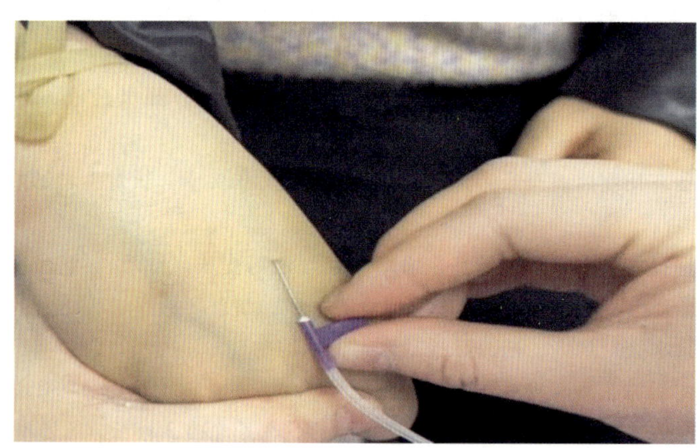

图 38－3　静脉注射时进针

三、多元评价

静脉注射技术的多元评价见表 38－3。

表 38 –3　静脉注射技术的多元评价

<table>
<tr><th>评价项目/分</th><th>评价要点</th><th>分值/分</th><th>师评分/分</th><th>自评分/分</th><th>组评分/分</th><th>平均分/分</th><th>等级</th></tr>
<tr><td rowspan="3">学习态度
(20)</td><td>按时完成自主学习任务</td><td>10</td><td></td><td></td><td></td><td></td><td rowspan="7"></td></tr>
<tr><td>认真观摩示教</td><td>5</td><td></td><td></td><td></td><td></td></tr>
<tr><td>积极参与合作</td><td>5</td><td></td><td></td><td></td><td></td></tr>
<tr><td rowspan="3">合作交流
(30)</td><td>按流程规范操作</td><td>10</td><td></td><td></td><td></td><td></td></tr>
<tr><td>按小组分工合作练习</td><td>10</td><td></td><td></td><td></td><td></td></tr>
<tr><td>积极沟通</td><td>10</td><td></td><td></td><td></td><td></td></tr>
<tr><td>学习效果
(50)</td><td colspan="5">按操作评分标准评价(表 38 –4)，将 100 分折合为 50 分</td></tr>
<tr><td colspan="2">评分：</td><td colspan="3">组长签名：</td><td colspan="3">教师签名：</td></tr>
</table>

四、评分标准

静脉注射技术的评分标准见表 38 –4。

表 38 –4　静脉注射技术的评分标准

<table>
<tr><th>程序</th><th>规范项目</th><th>分值/分</th><th>评分标准</th><th>得分</th></tr>
<tr><td rowspan="5">操作前准备</td><td>仪表端庄、着装整洁</td><td>2</td><td>一处不符合要求扣 1 分</td><td></td></tr>
<tr><td>核对医嘱、治疗单</td><td>2</td><td>一处不符合要求扣 1 分</td><td></td></tr>
<tr><td>评估：①询问患者的身体状况；②评估患者的局部皮肤、血管状况；③向患者解释操作目的，取得配合</td><td>6</td><td>一处未评估扣 2 分；未解释扣 2 分</td><td></td></tr>
<tr><td>洗手，戴口罩</td><td>2</td><td>一处不符合要求扣 1 分</td><td></td></tr>
<tr><td>准备用物：手消毒液、治疗车、治疗盘、无菌治疗巾包、无菌持物钳、合适型号的一次性注射器和针头、清洁容器、棉签、皮肤消毒剂、砂轮、止血带、垫巾、医嘱单、治疗单、盛污物容器、锐器盒，必要时备无菌纱布(折断安瓿时用)，按医嘱准备药物</td><td>8</td><td>一件不符合要求扣 0.5 分，扣完 8 分为止</td><td></td></tr>
<tr><td>操作流程</td><td>核对医嘱单、治疗单(床号、姓名、药名、浓度、剂量、用法、时间)；检查药物质量(药名、剂量、生产批号，对光检查药液是否有浑浊、沉淀或絮状物，瓶身有无</td><td>9</td><td>一处不符合要求扣 3 分</td><td></td></tr>
</table>

续表

程序	规范项目	分值/分	评分标准	得分
	裂痕)，请他人再次核对药液；检查无菌物品和一次性物品的包装、名称、消毒/生产日期、有效期			
	铺无菌盘(可直接按双折打开)。在安瓿颈部划痕，消毒并折断。抽吸药液，排尽空气，套上安瓿，放入无菌盘内	9	一处不符合要求扣 3 分	
	携用物至床旁，查对床号、姓名	2	一处未核对扣 1 分	
	告知药名、作用、配合方法，协助患者取合适体位	4	一处未告知扣 1 分；体位不合适扣 1 分	
	选择合适的血管，显露注射部位，在穿刺部位下垫治疗巾	3	一处不符合要求扣 1 分	
	扎止血带，嘱患者握拳	2	一处不符合要求扣 1 分	
	消毒皮肤，范围直径大于 5 cm	1	消毒范围不正确扣 1 分	
操作流程	再次核对药物，排气，操作中再次核对患者的床号、姓名	4	一处未核对扣 1 分；未排气扣 1 分	
	按照无菌技术原则穿刺，轻拉活塞，见回血后松止血带，嘱患者松拳	6	未按无菌技术扣 2 分；未拉活塞扣 1 分，未抽回血、未松止血带、未松拳各扣 1 分	
	缓慢注入药液。注射过程中注意观察患者的局部反应、全身反应	5	注入药液速度不当扣3 分；一处未观察扣 1 分	
	注射毕，迅速拔针，按压穿刺点	3	未按压穿刺点扣 3 分	
	再次核对后，将注射器针头、安瓿弃入锐器盒，取走止血带、垫巾	2	一处不符合要求扣 1 分	
	观察患者穿刺部位情况，协助患者取舒适体位，整理床单元及用物，告知注意事项，致谢	5	一处不符合要求扣 1 分	
	洗手	1	未洗手扣 1 分	
	记录	1	未记录扣 1 分	
操作后评价	按消毒技术规范要求分类整理使用后的物品	3	不符合要求扣 3 分	
	正确指导患者：①向患者解释注射的目的及注意事项；②告知患者可能发生的反应，如有不适，则及时告诉医护人员	2	一处不符合要求扣 1 分	

续表

程序	规范项目	分值/分	评分标准	得分
	语言通俗易懂、态度和蔼、沟通有效	3	一处不符合要求扣 1 分	
	全过程动作熟练、规范、符合操作原则	3	一处不符合要求扣 1 分	
回答问题	目的：①用于注射不宜口服及肌内注射的药物，通过静脉注射迅速发挥药效；②通过静脉注入用于诊断性检查的药物；③进行股静脉注射及血标本采集	6	一处回答不全或回答错误扣 2 分	
	注意事项：①对需要长期静脉给药的患者，应当保护好血管，由远心端至近心端选择穿刺血管；②注射过程中随时观察患者反应；③当静脉注射有强烈刺激性的药物时，应防止因药物外渗而造成组织坏死	6	一处回答不全或回答错误扣 2 分	
总分	—	100	—	

（卢秋妍，黄　翔）

模块 11　静脉输液法和输血法

任务 39　静脉输液技术

一、基本信息

静脉输液技术的基本信息见表 39－1。

表 39－1　静脉输液技术的基本信息

项目	基本内容
任务名称	静脉输液技术
任务学时	4 学时
任务目的	1. 维持水、电解质、酸碱平衡，补充水分。 2. 增加血容量，维持血压。 3. 利尿消肿，治疗疾病
案例导入	患者，男，50 岁，因“头痛 2 d，伴恶心、呕吐 4 h”入院就诊，既往有高血压史，平时服药不规律。CT 检查：硬膜外出血。查体：神志清楚，血压 200/105 mmHg，脉搏 90 次/分，呼吸 24 次/分。医嘱：5% 葡萄糖 500 mL＋维生素 B_6 1 g，静脉滴注
任务分析	该患者为成年男性，血管粗直，给予外周血管静脉输液。因为患者脑部出血，所以需要长期输液，输液时应注意自远心端血管开始
学习任务	1. 熟练掌握静脉输液的进针手法及进针角度。 2. 经过练习，能够熟练掌握静脉留置针的进针手法、进针角度和进针深度。 3. 熟练掌握静脉输液故障的排除技术、输液泵的使用技术、输液滴数的调节方法。 4. 操作前、中、后能与患者进行有效沟通；操作中严谨，保持慎独意识，防止差错发生，关爱、尊重患者，提供人性化的治疗和护理

二、工作流程

（一）操作流程

静脉输液技术的操作流程见图 39－1。

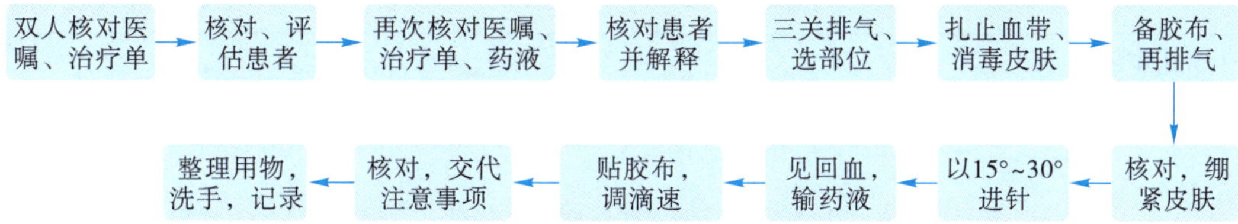

图 39－1 静脉输液技术的操作流程

(二)操作步骤

静脉输液技术的操作步骤见表 39－2。

表 39－2 静脉输液技术的操作步骤

操作步骤	具体内容
护理评估	1. 评估患者的身体状况、年龄、病情及治疗经过。 2. 评估患者穿刺部位的皮肤、血管状况及注射部位局部情况。 3. 解释操作目的，取得患者配合，做好输液前准备，如排空大小便等。 4. 评估患者的认知反应，如对注射药物的认知、心理状态及合作程度
护理计划	1. 患者准备：告知操作目的、配合方法、可能出现的输液反应及输液过程的注意事项，消除其紧张、焦虑情绪。 2. 护士准备：保持着装整洁，洗手。 3. 环境准备：环境清洁、舒适、光线充足。 4. 用物准备：手消毒液、内铺清洁治疗巾的治疗盘、一次性输液器、输液贴、止血带、垫巾、棉签、皮肤消毒剂、药液、瓶套、启瓶器、笔、胶水、手表、治疗单、输液执行单、治疗碗、输液架、盛污物容器，如需加药，则按医嘱备药物，另备一次性注射器、砂轮、锐器盒等(图 39－2)
护理实施	1. 双人核对医嘱、治疗单。 2. 持输液执行单与患者核对。“您好！我是您的责任护士，请问您叫什么名字？请给我看一下您的腕带。现在您感觉怎么样？遵医嘱要为您进行静脉输液，您愿意配合这项治疗吗？以前您有心肺疾病吗？(同时摸脉搏)请问您要注射哪边手呢？右手是吗？那我看一下您右手的皮肤情况。您右手皮肤完好，血管粗直、有弹性、适合输液，输液需要 1 h 左右，您需要我协助您上卫生间吗？那您在这里休息，我去准备用物。” 3. 洗手，戴口罩。 4. 再次核对医嘱、治疗单、输液执行单、药液。 5. 检查药液的质量：确认所有药液在有效期内，确认瓶口无松动、瓶身和瓶底无裂痕，对光检查无沉淀、浑浊、变色、絮状物，可以使用。 6. 消毒瓶口，确认医用棉签在有效期内、包装完好，确认消毒液在有效期内。 7. 倒贴输液执行单到药瓶上。 8. 确认输液器在有效期内、包装完好，打开输液器包装袋 1/3，将针头扎进输液瓶口内。

续表

操作步骤	具体内容
	9. 再次核对患者信息(“三核”：问姓名，查床头卡、腕带)，解释操作过程及配合方法。 10. 进行“三关”(关调节器、头皮针输液器连接处、针帽)；挂药瓶到输液架上，排气，使茂菲氏滴管内液面达 1/2 ~ 2/3，检查有无气泡。 11. 安置舒适体位，放小垫枕，扎止血带(在穿刺点上方 6 cm 处)，消毒皮肤(图 39 - 3)。 12. 备输液贴(确认在有效期内、包装完好)。 13. 核对患者、药液。 14. 进行第 2 次排气，检查有无气泡。 15. 左手绷紧皮肤，右手执针，以 15° ~ 30°进针，见回血后，将针头稍降低角度再向前推进，将针尖斜面送到血管内。 16. 进行“三松”(松止血带、拳头、调节器)，固定输液贴。 17. 拿走止血带、小垫枕。 18. 再次核对患者、药液。 19. 根据患者的年龄、病情及药物性质(或根据医嘱调节滴数)调节滴速，一般为 60 滴/分(口述)。 20. 操作后嘱咐：“我已经帮您调节好滴速，请您不要自行调节，输入过快会影响您的心脏功能，输入过慢则达不到治疗效果，上厕所或起身时动作不要太大，以免针头滑出血管，如果您有什么不适，请随时呼叫我。您这样躺着舒服吗？谢谢您的配合。” 21. 洗手，记录。 22. 口述(每 15 ~ 30 min 巡视一次病房；输液完毕，遵医嘱拔针)。 23. 核对患者、药液.“现在药液已经输完，我要给您拔针，请您配合。” 24. 拿棉签，撕输液贴，拔针。“请您轻轻按压 3 ~ 5 min，不要揉搓。” 25. 整理床单位。“您这样躺着舒服吗？还有什么需要吗？谢谢您的配合，祝您早日康复!” 26. 按消毒技术规范要求处理使用后的物品。 27. 洗手，记录
护理评价	1. 无菌观念强，认真核对，无差错。 2. 动作轻稳、操作规范，静脉穿刺一次成功。 3. 穿刺局部无肿胀、疼痛，未出现输液反应。 4. 关爱患者、沟通有效，患者感觉舒适、安全
注意事项	1. 严格执行无菌操作原则及查对制度，加入其他药液时，应在瓶签上注明药名、剂量。 2. 对长期输液的患者，选用静脉应自远心端开始，注意交替使用静脉。 3. 对昏迷、小儿等不合作的患者，应选用易固定部位的静脉，并以夹板固定肢体。 4. 输入刺激性强的特殊药物时，应在确定针头已刺入静脉内时再加药，给药后加快流速，片刻后调回原流速。

续表

操作步骤	具体内容
注意事项	5. 严防空气进入静脉，加药更换液体及结束输液时，均需保持输液管内充满液体。 6. 进行大量输液时，应根据医嘱安排输液计划并注意配伍禁忌。 7. 进行连续输液时，应每 24 h 更换 1 次输液器。 8. 加强巡视，随时观察输液是否通畅、滴速及患者对药物的反应，如发现异常，则应立即处理，必要时停止输液，通知医生

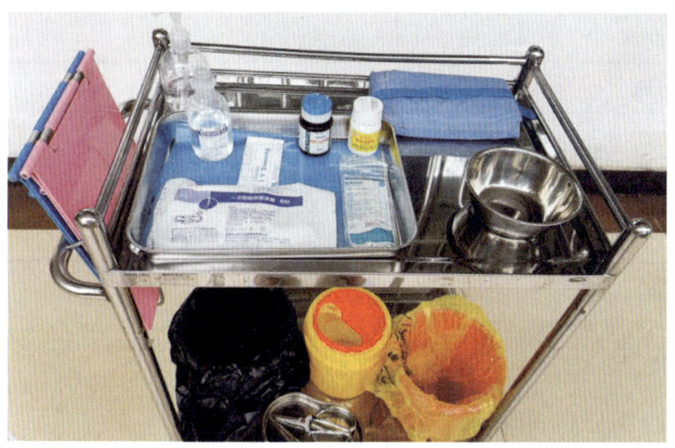

图 39－2 静脉输液技术的用物准备

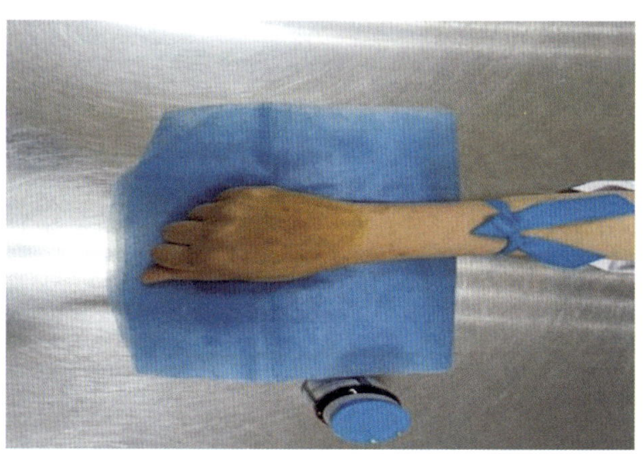

图 39－3 扎止血带、消毒

三、多元评价

静脉输液技术的多元评价见表 39－3。

表 39－3　静脉输液技术的多元评价

评价项目/分	评价要点	分值/分	师评分/分	自评分/分	组评分/分	平均分/分	等级
学习态度（20）	按时完成自主学习任务	10					
	认真观摩示教	5					
	积极参与合作	5					
合作交流（30）	按流程规范操作	10					
	按小组分工合作练习	10					
	积极沟通	10					
学习效果（50）	按操作评分标准评价（表 39－4），将 100 分折合为 50 分						
评分：		组长签名：			教师签名：		

四、评分标准

静脉输液技术的评分标准见表 39－4。

表 39－4　静脉输液技术的评分标准

程序	规范项目	分值/分	评分标准	得分
操作前准备	仪表端庄、着装整洁	2	一处不符合要求扣 1 分	
	核对医嘱、治疗单	2	一处不符合要求扣 1 分	
	评估、解释：①询问患者的身体状况；②评估患者穿刺部位的皮肤、血管状况；③解释操作目的，取得患者配合，并做好输液前准备，如排空大小便等	6	一处不符合要求扣 2 分	
	洗手，戴口罩	2	一处不符合要求扣 1 分	
	准备用物：手消毒液、内铺清洁治疗巾的治疗盘、一次性输液器、输液贴、止血带、垫巾、棉签、皮肤消毒剂、药液、瓶套、启瓶器、笔、胶水、手表、治疗单、输液执行单、治疗碗、输液架、盛污物容器，如需加药，则按医嘱备药，另备一次性注射器、砂轮、锐器盒等	5	一件不符合要求扣 0.5 分，扣完 5 分为止	

续表

程序	规范项目	分值/分	评分标准	得分
操作流程	核对：具体如下。①输液执行单：床号、姓名、药名、浓度、剂量、用法、时间。②液体：药名、浓度、剂量和有效期等，瓶口有无松动，瓶身有无裂痕，对光检查药液是否有浑浊、沉淀或絮状物	8	一处不符合要求扣4分	
	粘贴输液执行单，并在输液执行单核对者处签名；套上瓶套，开启药瓶瓶口，常规消毒瓶口	4	一处不符合要求扣2分	
	检查一次性输液器的名称、生产日期、有效期、包装完整性，取出，将输液管插入瓶塞(至针头根部)	5	一处未检查扣1分；未将输液管插入瓶塞扣1分	
	携用物至床旁，核对患者的床号、姓名、药液，告知药名、作用	5	一处未检查扣1分；一处未告知扣1分	
	告知患者配合方法，协助其取舒适体位	2	一处不符合要求扣1分	
	固定针栓、护针帽；关闭调节器；将药瓶挂在输液架上，排气，使输液管内充满溶液，使茂菲氏滴管内有1/2~2/3液体；排气；将带有护针帽的针头妥善固定在输液架上	5	一处不符合要求扣1分	
	铺垫巾，扎止血带，选择静脉，消毒皮肤，输液进针前查对并确认无误	5	一处不符合要求扣1分	
	取下针帽，排气；再次检查茂菲氏滴管下端有无气泡；进行穿刺，见回血后再沿静脉进针少许；松开止血带；打开调节器；用输液贴妥善固定针头及穿刺点；取出止血带及垫巾；将输液肢体放置于舒适位置	8	一处不符合要求扣1分	
	输液后查对，确认无误	1	未再次核对扣1分	
	调节输液速度，一般成人为40~60滴/分，儿童为20~40滴/分，或遵医嘱	6	滴速不正确扣6分	
	询问患者对操作的感受，告知注意事项，放置呼吸器于患者可及处	3	一处不符合要求扣1分	
	协助患者取舒适体位，整理床单元和用物，致谢	3	一处不符合要求扣1分	
	洗手	2	未洗手扣2分	
	在输液执行单上签名，记录	2	一处不符合要求扣1分	

续表

程序	规范项目	分值/分	评分标准	得分
操作后评价	按消毒技术规范要求分类整理使用后的物品	3	不符合要求扣 3 分	
	正确指导患者：①告知患者所输药物；②告知输液中的注意事项	4	一处不符合要求扣 2 分	
	语言通俗易懂、态度和蔼、沟通有效	3	一处不符合要求扣 1 分	
	全过程动作熟练、规范、符合操作原则	3	一处不符合要求扣 1 分	
回答问题	目的：①维持水、电解质、酸碱平衡，补充水量和水分；②增加血容量，维持血压；③利尿消肿，治疗疾病等	3	一处回答不全或回答错误扣 1 分	
	注意事项：①严格执行无菌操作及查对制度，加入其他药液时应在瓶签上注明药名、剂量；②对长期输液的患者，选用静脉自远心端开始，注意保护、交替使用静脉；③对昏迷、小儿等不合作患者应选用易固定部位静脉，并以夹板固定肢体；④输入刺激性强的特殊药物时，应在确定针头已刺入静脉内时再加药，给药后加快流速，片刻后调回原流速；⑤严防空气进入静脉，加药、更换液体及结束输液时，均需保持输液管内充满液体；⑥大量输液时，根据医嘱安排输液计划，并注意配伍禁忌；⑦进行连续输液时，应每 24 h 更换 1 次输液器；⑧加强巡视，随时观察输液是否通畅、滴速及患者对药物的反应，如发现异常立即处理，必要时停止输液，通知医生	8	一处回答不全或回答错误扣 1 分	
总分	—	100	—	

（黄爱兰，黎竹宝）

任务 40　静脉输血技术

一、基本信息

静脉输血技术的基本信息见表 40－1。

表 40－1 静脉输血技术的基本信息

项目	基本内容
任务名称	静脉输血技术
任务学时	4 学时
任务目的	1. 补充血容量，维持胶体渗透压，保持有效循环血量，提升血压。 2. 增加血红蛋白浓度，纠正贫血。 3. 纠正低蛋白血症，改善营养状况。 4. 输入新鲜血，补充凝血因子，有助于止血。 5. 按需输入不同成分的血液制品
案例导入	患者，女，39 岁，患宫外孕大出血，入某医院急诊科，入院时血压 80/40 mmHg，脉搏 110 次/分，呼吸 26 次/分。医嘱：做交叉配血试验(立即执行)，静脉输血 1000 mL，生理盐水 100 mL，静脉输液
任务分析	该患者宫外孕大出血，需要补充血容量，才能抢救生命，输血前需要做交叉配血试验。因输血量多，故需要进行间接静脉输血
学习任务	1. 熟练掌握间接静脉输血技术和直接静脉输血技术。 2. 熟练掌握输血前的交叉配血试验及静脉输血前的“三查八对”制度。 3. 做到急患者之所急，争分夺秒地抢救患者，操作前、中、后能与患者、家属进行有效沟通，操作中严谨，保持慎独意识，防止差错发生，关爱、尊重患者，提供人性化的治疗和护理

二、工作流程

(一) 操作流程

静脉输血技术的操作流程见图 40－1。

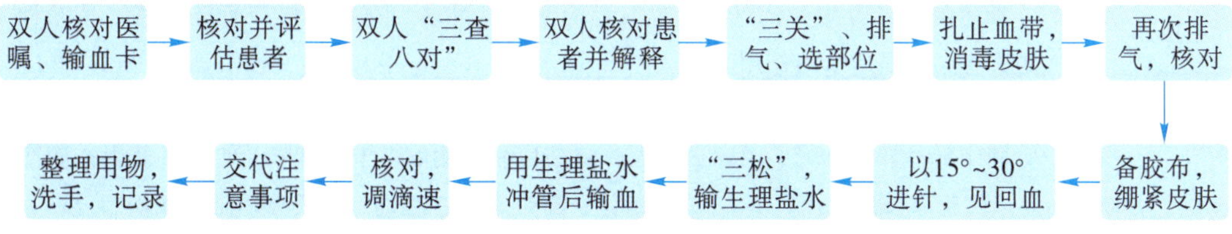

图 40－1 静脉输血技术的操作流程

(二) 操作步骤

静脉输血技术的操作步骤见表 40－2。

表 40－2　静脉输血技术的操作步骤

操作步骤	具体内容
护理评估	1. 评估患者的一般情况，如年龄、病情、治疗经过及注射部位局部情况。 2. 评估患者的认知反应，如对静脉输血的认知、心理状态及合作程度
护理计划	1. 患者准备：告知操作目的、配合方法、可能出现的输血反应及输血过程的注意事项，消除其紧张、焦虑情绪。 2. 护士准备：保持着装整洁，洗手。 3. 环境准备：环境清洁、舒适、光线充足。 4. 用物准备：手消毒液，清洁治疗盘、血液、输液贴、一次性输血器、止血带、垫巾、棉签、皮肤消毒剂、生理盐水(100 mL)、输液架、输血卡、治疗单、表、笔、胶水、治疗碗、盛污物容器，必要时备瓶套、启瓶器、头皮针(图 40－2)
护理实施	1. 双人核对医嘱、输血卡。 2. 核对、解释：①核对患者，询问患者的身体状况，了解其有无输血史及不良反应，必要时遵医嘱给予抗组胺药或者类固醇药；②评估患者的血管情况，选择合适的输注部位；③解释操作目的，取得患者配合，嘱其做好输血前准备，如排空大小便等。 3. 洗手，戴口罩。 4. 双人“三查八对”(“三查”包括查血液制品的有效期、血液制品的质量、输血装置是否完好；“八对”包括核对床号、姓名、住院号、血型、交叉配血试验结果、血液制品的种类及血液制品的剂量)；检查生理盐水(药名、浓度、剂量和有效期等，瓶口有无松动，瓶身有无裂痕，对光检查药液是否有浑浊、沉淀或絮状物)。 5. 贴输液卡，在输液卡核对者处签名。套上瓶套，开启药瓶中心部分，常规消毒瓶口。 6. 检查输血器的质量、名称、生产日期、有效期、完整性，打开包装，取出排气针头，将之插入瓶塞，直至针头根部，再取出输血器，将之插入瓶塞，直至针头根部，操作者(加药者)签名。 7. 携用物至患者床旁，双人核对患者的床号、姓名、血型，告知所输血液制品的种类及输入生理盐水的作用。 8. 告知患者配合的方法，协助其取舒适体位。 9. 固定针栓和护针帽，关闭调节器，将药瓶挂在输液架上，排气，使输血器内充满溶液，使茂菲氏滴管内有 1/2～2/3 液体，将带有护针帽的针头妥善固定在输液架上。 10. 铺垫巾，扎止血带，选择静脉，消毒皮肤，输液进针前查对，确认无误。 11. 取下针帽，排气，再次检查茂菲氏滴管下端有无气泡，进行穿刺，见回血后再沿静脉进针少许，松开止血带，打开调节器，用输液贴妥善固定针头及穿刺点，解开止血带，取出垫巾，将输液肢体放置于舒适位置。 12. 输液后查对，确认无误。 13. 调节输液速度，一般成人为 40～60 滴/分，儿童为 20～40 滴/分，或遵医嘱调节。 14. 双人再次核对患者的床号、姓名、血型单、输血单、血袋信息。 15. 拧开血袋接口，关闭输血器调节器，连接牢固，打开输血器调节器。

操作步骤	具体内容
护理实施	16. 输血后查对，确认无误，遵医嘱调节输血速度，开始时速度宜慢，待严密观察15 min无不良反应后，再按病情需要调节滴速。 17. 询问患者对操作的感受，向患者及其家属交代输血过程中的注意事项，放置呼叫器于患者可及处。 18. 协助患者取舒适体位，整理床单位，致谢。 19. 按消毒技术规范要求分类处理使用后的物品。 20. 洗手，记录，签名
护理评价	1. 无菌观念强，认真做好输血“三查八对”，无差错。 2. 动作轻稳、操作规范，静脉穿刺一次成功。 3. 穿刺局部无肿胀、疼痛，未出现输血反应。 4. 做到争分夺秒地抢救患者，关爱患者、沟通有效，患者感觉舒适、安全
注意事项	1. 输血前必须经双人核对无误后，方可输入。 2. 认真检查库存血的质量。若血浆变红、血细胞呈暗紫色、界限不清，则提示可能有溶血，不能使用。 3. 不得向血液内加入其他药物。 4. 注意滴速，开始15 min速度应慢，如无反应，则可根据需要调节滴速。一般成人为40～60滴/分，对年老、体弱、严重贫血、心力衰竭的患者应谨慎，输血量应酌情减少，速度宜慢。 5. 当大量出血需要加压快速输血时，要求护士在输血过程中守护患者。 6. 当输入两个以上供血者的血液时，在两份血液之间应输入生理盐水，以免发生异常反应。 7. 应将储血袋保留至输血完毕，后送输血科低温保存24 h。 8. 输血过程中密切观察患者有无输血反应，一旦出现输血反应，则应立即终止输血并通知医生，保留余血，以备查明原因。 9. 最好在从血库领出后30 min内输入血液，并要求在3～4 h内输完(200～300 mL)

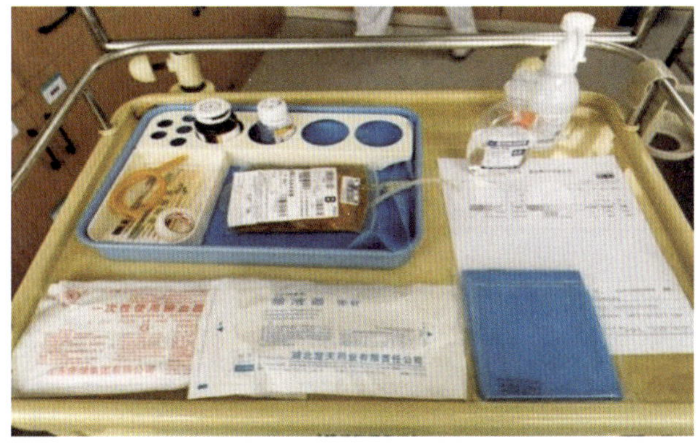

图40－2　静脉输血技术的用物准备

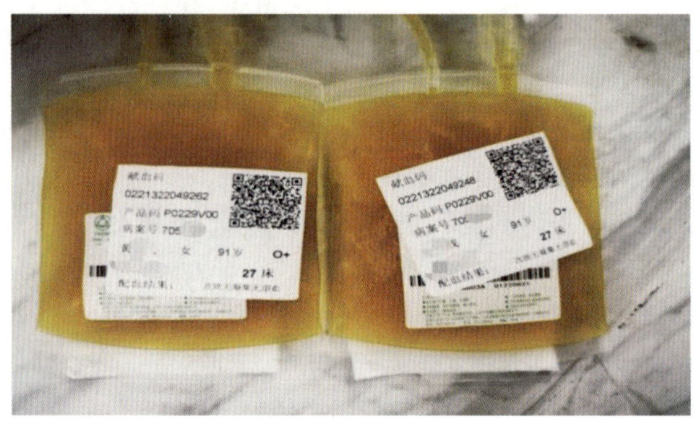

图 40－3　静脉输血的血袋

三、多元评价

静脉输血技术的多元评价见表 40－3。

表 40－3　静脉输血技术的多元评价

评价项目/分	评价要点	分值/分	师评分/分	自评分/分	组评分/分	平均分/分	等级
学习态度（20）	按时完成自主学习任务	10					
	认真观摩示教	5					
	积极参与合作	5					
合作交流（30）	按流程规范操作	10					
	按小组分工合作练习	10					
	积极沟通	10					
学习效果（50）	按操作评分标准评价（表 40－4），将 100 分折合为 50 分						
评分：		组长签名：			教师签名：		

四、评分标准

静脉输血技术的评分标准见表 40－4。

表 40－4　静脉输液技术的评分标准

程序	规范项目	分值/分	评分标准	得分
操作前准备	仪表端庄、着装整洁	2	一处不符合要求扣 1 分	
	核对医嘱、输血卡	2	一处不符合要求扣 1 分	

续表

程序	规范项目	分值/分	评分标准	得分
操作前准备	评估、解释：①询问、了解患者的身体状况，了解患者有无输血史及不良反应，必要时遵医嘱给予抗组胺或者类固醇药物；②评估患者血管情况，选择适宜的输注部位；③解释操作目的，取得患者配合，并做好输血前的准备，如排空大小便等	6	一处不符合要求扣2分	
	洗手，戴口罩	2	一处不符合要求扣1分	
	准备用物：手消毒液，清洁治疗盘、血液、输液贴、一次性输血器、止血带、垫巾、棉签、皮肤消毒剂、生理盐水(100 mL)、输液架、输血卡、治疗单、手表、笔、胶水、治疗碗、盛污物容器，必要时备瓶套、启瓶器、头皮针	6	一件不符合要求扣0.5分，扣完6分为止	
操作流程	双人核对配血报告单上的各项信息，如患者的姓名、床号、住院号、血袋条形编码号、血型、交叉配血试验结果，血液的种类、剂量、有效期等，双人签全名	5	检查不全一处扣0.5分；未签名扣0.5分	
	检查液体的名称、浓度、剂量和有效期等，检查瓶口有无松动、瓶身有无裂痕，对光检查药液是否有浑浊、沉淀或絮状物	3	一处不符合要求扣1分	
	粘贴输液卡，在输液卡核对者处签名。套上瓶套，开启药瓶瓶口中心部分，常规消毒瓶口	2	一处不符合要求扣1分	
	检查输血器的质量、名称、生产日期、有效期、完整性；打开包装，取出排气针头；将排气针头插入瓶塞，直至针头根部；取出输血器，将之插入瓶塞，直至针头根部；操作者(加药者)签名	5	一处不符合要求扣1分	
	携用物至患者床旁，双人核对患者的床号、姓名、血型，告知所输血液制品的种类及输入生理盐水的作用	3	一处不符合要求扣1分	
	告知患者配合方法，协助其取舒适体位	2	一处不符合要求扣1分	

续表

程序	规范项目	分值/分	评分标准	得分
操作流程	固定针栓和护针帽；关闭调节器；将药瓶挂在输液架上，排气；使输血器内充满溶液，使茂菲氏滴管内有 1/2 ~ 2/3 液体；将带有护针帽的针头妥善固定在输液架上	5	一处不符合要求扣 1 分	
	铺垫巾，扎止血带，选择静脉，消毒皮肤，输液进针前查对，确认无误	5	一处不符合要求扣 1 分	
	取下针帽，排气；再次检查茂菲氏滴管下端有无气泡；进行穿刺，见回血后再沿静脉进针少许；松开止血带；打开调节器；用输液贴妥善固定针头及穿刺点；取出止血带及垫巾；将输液肢体放置于舒适位置	8	一处不符合要求扣 1 分	
	输血后查对，确认无误	2	未查对扣 2 分	
	调节输血速度，一般成人为 40 ~ 60 滴/分，儿童为 20 ~ 40 滴/分，或遵医嘱调节	3	滴数不对扣 3 分	
	双人再次核对患者的床号、姓名、血型单、输血单、血袋信息	5	一项未核对扣 1 分	
	拧开血袋接口，关闭输血器调节器，连接牢固，打开输血器调节器	4	一处不符合要求扣 1 分	
	输血后查对；确认无误后，遵医嘱调节输血速度，开始时速度宜慢；严密观察 15 min后，若无不良反应，则再按病情需要调节滴速	3	一处不符合要求扣 1 分	
	询问患者对操作的感受，向患者及其家属交代输血过程中的注意事项，放置呼叫器于患者可及处	3	一处不符合要求扣 1 分	
	协助患者取舒适体位，整理床单元，致谢	3	一处不符合要求扣 1 分	
	洗手	1	未洗手扣 1 分	
	签名，记录	2	一处不符合要求扣 1 分	
操作后评价	按消毒技术规范要求分类处理使用后的物品	3	不符合要求扣 3 分	
	正确指导患者：①向患者解释输血的目的及所输入血液制品的种类；②告知患者常见输血反应的临床表现，若出现不适，则及时告诉医护人员	2	一处不符合要求扣 1 分	

续表

程序	规范项目	分值/分	评分标准	得分
操作后评价	语言通俗易懂、态度和蔼、沟通有效	3	一处不符合要求扣1分	
	全过程动作熟练、规范、符合操作原则	3	一处不符合要求扣1分	
回答问题	目的：①补充血容量，维持胶体渗透压，保持有效循环血量，提升血压；②增加血红蛋白浓度，纠正贫血；③纠正低蛋白血症，改善营养状况；④输入新鲜血，补充凝血因子，以利于止血；⑤按需输入不同成分的血液制品	2.5	一处回答不全或回答错误扣0.5分	
	注意事项：①输血前必须经双人核对无误后，方可输入；②认真检查库存血的质量，若血浆变红、血细胞呈暗紫色、界限不清，则提示可能有溶血，不能使用；③不得向血液内加入其他药物；④注意滴速，开始15 min速度应慢，如无反应，则可根据需要调节滴速，一般成人为40～60滴/分，对年老、体弱、严重贫血、心力衰竭的患者应谨慎，输血量应酌情减少，速度宜慢；⑤当大量出血需要加压快速输血时，要求护士在输血过程中守护患者；⑥当输入两个以上供血者的血液时，在两份血液之间应输入生理盐水，以免发生异常反应；⑦应将储血袋保留至输血完毕，后送输血科低温保存24 h；⑧输血过程中密切观察患者有无输血反应，一旦出现输血反应，则应立即终止输血并通知医生，保留余血，以备查明原因；⑨最好在从血库领出后30 min内输入血液，并要求在3～4 h内输完(200～300 mL)	4.5	一处回答不全或回答错误扣0.5分	
总分	—	100	—	

（黄爱兰，黎竹宝）

模块 12　急救技术

任务 41　心肺复苏术

一、基本信息

心肺复苏术的基本信息见表 41 －1。

表 41 －1　心肺复苏术的基本信息

项目	基本内容
任务名称	心肺复苏术
任务学时	2 学时
任务目的	1. 通过实施基础生命支持技术，帮助患者建立循环、呼吸功能。 2. 保证患者重要脏器的血液供应，以尽快恢复心跳和呼吸
案例导入	患者，男，47 岁，于 5 年前活动时出现胸闷、心悸，无胸痛及其他部位放射痛，常反复发作，疲劳时可加剧，经休息可缓解。3 d 前因受凉而出现上述症状，较前加重，伴有咳嗽、咳痰、食欲减退，在家口服药物后病情未见好转，为求进一步诊治，遂来医院就诊。门诊以“冠心病、肺部感染”收住院。查体：体温 36.9 ℃，脉搏 84 次/分，呼吸 22 次/分，血压 160/100 mmHg，患者神志清楚，睡眠差，小便正常，已有 3 d 未排大便。今晨排便时突然发生心前区压榨样疼痛，伴大汗、恶心、呕吐。实验室检查：白细胞计数 $15.1 \times 10^9/L$，中性粒细胞百分比为 87.9%，电解质、心肌酶正常。心电图检查：窦性心律，$V_1 \sim V_5$ ST 段弓背样抬高，T 波倒置。给予溶栓、抗凝、镇静等治疗后，其病情有所缓解。护士巡视病房时突然发现该患者意识不清、面色苍白、颈动脉搏动未触及、呼吸微弱
任务分析	该患者意识丧失、面色苍白、颈动脉搏动未触及、呼吸微弱，应立即为其实施心肺复苏术
学习任务	1. 熟练掌握心肺复苏术的操作步骤。 2. 经过练习，能够根据病情进行分析、评估，正确实施有效的心肺复苏术。 3. 在操作流程中关心、体贴患者，动作轻柔、熟练，确保患者安全

二、工作流程

（一）操作流程

心肺复苏术的操作流程见图 41 －1。

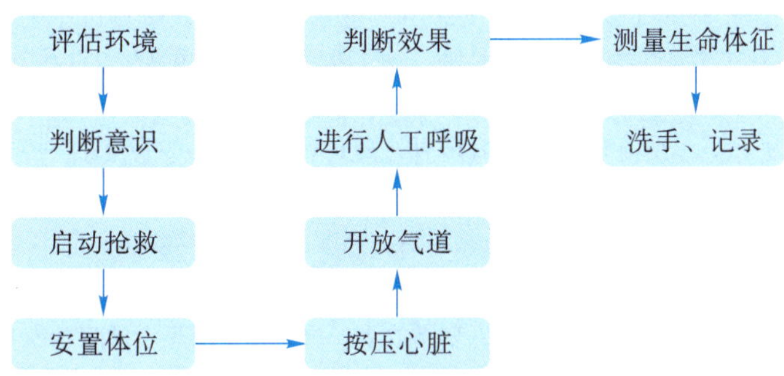

图 41 －1 心肺复苏术的操作流程

（二）操作步骤

心肺复苏术的操作步骤见表 41 －2。

表 41 －2 心肺复苏术的操作步骤

操作步骤	具体内容
护理评估	1. 评估患者心跳、呼吸骤停的原因。 2. 判断患者是否为心跳、呼吸骤停的方法：①轻摇或轻拍并大声呼喊；②触摸颈动脉搏动
护理计划	1. 患者准备：仰卧于硬板床上。 2. 护士准备：保持着装整洁，洗手。 3. 环境准备：环境清洁、宽敞、安全、光线充足。 4. 用物准备：①治疗车上层包括血压计、听诊器、纱布、治疗碗、弯盘、手电筒、手消毒液；②治疗车下层包括生活垃圾桶、医用垃圾桶（图 41 －2）
护理实施	1. 评估环境：环境安全。 2. 检查患者有无反应 ：轻摇或轻拍并大声呼喊。“您怎么了？能听到我说话吗？”检查是否无呼吸（终末叹气应看作无呼吸），同时检查脉搏。“患者无自主呼吸，未触及颈动脉搏动。” 3. 确认患者意识丧失，立即呼叫。“启动应急反应系统，取自动体外除颤器（AED）及其他急救设备。” 4. 安置体位：确保患者仰卧于坚固、平坦的表面上。去枕，保持头、颈、躯干在同一轴线上，双手放于身体两侧，身体无扭曲。 5. 心脏按压：抢救人员站于患者一侧，解开衣领、腰带，暴露胸、腹部。按压部位：胸部中央，胸骨下半部。按压方法：手掌根部重叠，手指翘起，两臂伸直，使双肩位于双手的正上方。垂直向下用力快速按压。按压深度：5 ~6 cm。按压速率：100 ~120 次/分。

操作步骤	具体内容
护理实施	6. 胸廓回弹：每次按压后使胸廓充分回弹（按压时间：放松时间 =1：1），尽量不要中断按压，中断按压时间应控制在 10 s 内。 7. 开放气道：如呼吸道分泌物明确，则应清理呼吸道，取下活动义齿，用抬头举颏法（若怀疑患者头部或颈部受损，则可使用推举下颌法）充分开放气道。 8. 人工呼吸：立即给予人工呼吸 2 次，送气时捏住患者鼻子，呼气时松开，送气时间为 1 s，见明显的胸廓隆起即可，避免过度通气，吹气的同时观察胸廓情况。按压：人工呼吸 =30：2，连续操作 5 个循环。 9. 判断复苏效果：操作 5 个循环后，判断并报告复苏效果。 10. 测血压：收缩压大于 60 mmHg（体现测血压动作）。 11. 整理、记录：整理用物，分类放置，洗手，记录患者的病情变化和抢救情况
护理评价	1. 正确完成 5 个循环复苏，人工呼吸与心脏按压指标显示有效。 2. 按时完成，抢救及时，程序正确，操作规范，动作迅速。 3. 注意保护患者安全、做好职业防护
注意事项	1. 进行人工呼吸时，送气量不宜过大，以免引起患者胃部胀气。 2. 进行胸外按压时，要确保足够的频率及深度，尽可能不中断胸外按压，每次按压后要让胸廓充分回弹，以保证心脏得到充分的回流血液。 3. 进行胸外按压时，应使肩、肘、腕在一条直线上，并与患者身体长轴垂直。按压时，手掌掌根不能离开胸壁

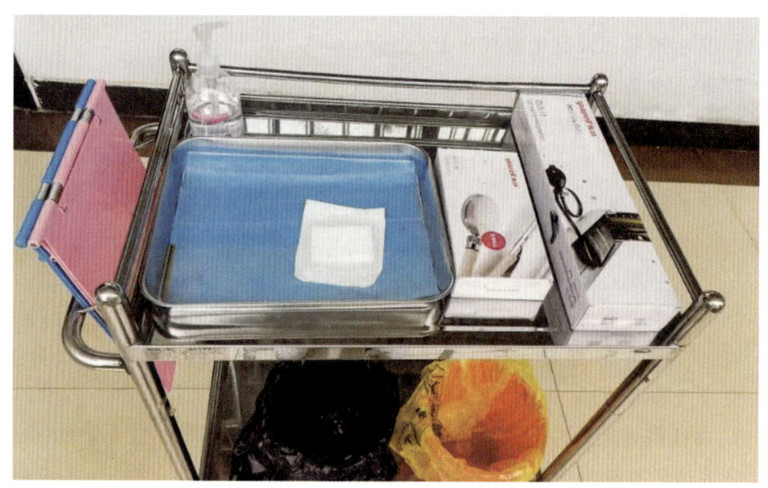

图 41－2　心肺复苏术的用物准备

三、多元评价

心肺复苏术的多元评价见表 41－3。

表 41－3 心肺复苏术的多元评价

评价项目/分	评价要点	分值/分	师评分/分	自评分/分	组评分/分	平均分/分	等级
学习态度（20）	按时完成自主学习任务	10					
	认真观摩示教	5					
	积极参与合作	5					
合作交流（30）	按流程规范操作	10					
	按小组分工合作练习	10					
	积极沟通	10					
学习效果（50）	按操作评分标准评价（表 41－4），将 100 分折合为 50 分						
评分：		组长签名：			教师签名：		

四、评分标准

心肺复苏的评分标准见表 41－4。

表 41－4 心肺复苏术的评分标准

程序	规范项目	分值/分	评分标准	得分
操作前准备	仪表端庄、着装整洁	2	一处不符合要求扣 1 分	
	评估：具体如下。①判断有无意识：呼叫患者、轻拍患者肩部。②判断是否需要复苏（10 s 内完成）：具体如下。a. 有无呼吸：通过看、听、感觉检查患者口、鼻腔有无气流声及胸廓有无起伏。b. 有无颈动脉搏动：触摸颈动脉——在喉结处滑向一侧 2 cm，颈动脉搏动点即在此水平面的胸锁乳突肌前缘凹陷处	6	一处不符合要求扣 2 分	
	用物准备：①治疗车上层包括血压计、听诊器、纱布、治疗碗、弯盘、手电筒、手消毒液；②治疗车下层包括生活垃圾桶、医用垃圾桶	4	一处不符合要求扣 2 分	
操作流程	紧急呼救，大叫：“来人啊！救命啊！”；与此同时，将患者去枕平卧于硬板床或地上，解开上衣、松开裤带	4	一处不符合要求扣 2 分	

续表

程序	规范项目	分值/分	评分标准	得分
操作流程	清理呼吸道：使患者头偏向一侧，取下活动义齿，清除口、鼻腔内的异物及分泌物	9	一处不符合要求扣 3 分	
	胸外按压(C)：①部位为胸骨中下 1/3(以一手食指和中指沿患者肋弓往上滑至剑突下，上两横指即为按压区)；②将一手掌根放于按压部，将另一手掌根重叠于手背上，两手手指交叉翘起(上手手指紧扣下手手指，防止移位)，使手指离开胸壁，施救者的双臂与患者的胸骨垂直，向下用力按压，使胸骨明显下陷(成人为 5 ~ 6 cm，小儿为 2 ~ 3 cm，按压频率为 100 ~ 120 次/分)，按压 30 次	12	定位不准确扣 4 分；按压一处不正确扣 1 分	
	打开气道(A)：三种方法任选一种。①抬头举颏法：施救者一手掌(小鱼肌)按于患者前额，使患者头后仰，另一手中指和食指抬起下颏。②仰头抬颌法：施救者一手掌(小鱼肌)按于患者前额，使患者头后仰，另一手拇指和食指抬起下颌。③施救者一手掌(小鱼肌)按于患者前额，另一手托起患者颈部，对疑有头、颈部外伤者，不宜使用该方法	6	方法不正确扣 6 分	
	口对口呼吸(B)：施救者用按于前额一手的拇指与食指捏闭患者鼻翼下端；深呼吸一口气，将口唇紧贴患者口唇，深而慢地用力吹气，吹气时间为 1 s，直至患者胸廓抬起；施救者口唇离开，手松开鼻；若应用简易呼吸器连接氧气，则氧流量为 8 ~ 10 L/min，一手以“EC”手法固定面罩，另一手挤压简易呼吸器，每次送气 400 ~ 600 mL，频率 10 ~ 12 次/分	16	一处不符合要求扣 4 分	
	重复 C、B：胸外按压∶人工呼吸 = 30∶2；操作 5 个循环后，再次判断颈动脉搏动及自主呼吸 10 s；如已恢复，则进行进一步的生命支持；如颈动脉搏动及自主呼吸未恢复，则继续上述操作 5 个循环后再次判断，直至高级生命支持人员及仪器设备到达	12	一处不符合要求扣 3 分	

续表

程序	规范项目	分值/分	评分标准	得分
操作流程	操作结束后，为患者扣好衣扣，协助其取去枕平卧位，使其头偏向一侧，整理床单元和用物	4	一处不符合要求扣 1 分	
	洗手	3	未洗手扣 3 分	
	记录	3	未记录扣 3 分	
操作后评价	按消毒技术规范要求分类处理使用后的物品	3	不符合要求扣 3 分	
	正确评估复苏效果，有效指征：①能扪及颈动脉搏动；②患者颜面、口唇、皮肤、指端颜色由紫转红；③散大的瞳孔重新缩小；④呼吸改善或自主呼吸恢复	8	一处未评估扣 2 分	
	全过程操作熟练，动作连贯、规范、迅速、有条不紊	2	一处不符合要求扣 1 分	
回答问题	目的：以徒手操作来恢复猝死患者的自主循环、自主呼吸和意识，抢救发生突然、意外死亡的患者	2	一处回答不全或回答错误扣 2 分	
	注意事项：①进行人工呼吸时，送气量不宜过大，以免引起患者胃部胀气；②进行胸外按压时，要确保足够的频率及深度，尽可能不中断胸外按压，每次按压后，要让胸廓充分回弹，以保证心脏得到充足的回流血液；③进行胸外按压时，肩、肘、腕应在一条直线上，并与患者身体长轴垂直。按压时，手掌掌根不能离开胸壁	6	一处回答不全或回答错误扣 2 分	
评分	—	100	—	

（肖泽凤）

任务 42　氧气吸入法

一、基本信息

氧气吸入法的基本信息见表 42－1。

表 42－1　氧气吸入法的基本信息

项目	基本内容
任务名称	氧气吸入法
任务学时	4 学时
任务目的	1. 提高动脉血氧饱和度及血氧含量。 2. 纠正各种原因引起的缺氧
案例导入	患者，男，65 岁。以“咳嗽、咳痰、气短 20 余年，胸闷、喘息加重 3 h”来医院就诊，被诊断为慢性阻塞性肺疾病，收入内科治疗。查体：体温 36.8 ℃，脉搏 118 次/分，呼吸 22 次/分，血压 160/90 mmHg。血气分析：动脉血氧分压为 45 mmHg，动脉血氧饱和度为 80%。入院后即刻遵医嘱为患者进行吸氧。该患者采用何种方式吸氧效果最佳
任务分析	该患者为慢性阻塞性肺疾病，动脉血氧分压为 45 mmHg，动脉血氧饱和度为 80%，为中度缺氧，需给予氧气吸入。最有效的吸氧方式为低流量、低浓度持续给氧，最好采取双侧鼻导管吸氧，以改善患者缺氧状态，缓解症状
学习任务	1. 学会评估并针对病情分析和判断患者是否缺氧。 2. 能根据患者病情选择合适的吸氧方法。 3. 关爱患者，在操作中保持与患者的良好沟通，动作轻稳，避免因操作而造成对患者的伤害

二、工作流程

（一）操作流程

氧气吸入法的操作流程见图 42－1。

核对、解释 → 评估鼻腔 → 装氧气表 → 核对、确认 → 调节流量 → 给氧、固定 → 指导患者 → 洗手、记录 → 停氧 → 整理用物

图 42－1　氧气吸入法的操作流程

（二）操作步骤

氧气吸入法的操作步骤见表 42－2。

表 42－2　氧气吸入法的操作步骤

操作步骤	具体内容
护理评估	1. 评估患者的年龄、病情、意识、治疗等。 2. 评估患者的缺氧程度、血气分析结果。 3. 评估患者鼻腔有无分泌物堵塞、有无鼻中隔偏曲等情况。 4. 评估患者的心理状态、合作程度

续表

操作步骤	具体内容
护理计划	1. 患者准备：了解吸氧的目的、注意事项、配合要点，愿意合作，体位舒适，情绪稳定。 2. 护士准备：保持着装整洁，修剪指甲，洗手，戴口罩。 3. 环境准备：温、湿度适宜，安静整洁，禁止明火，避开热源。 4. 用物准备：选择合适的供氧装置(若为中心供氧，则准备氧气装置1套、一次性吸氧管、棉签、温开水、弯盘、吸氧卡，若为氧气筒吸氧，则还需准备扳手、氧气瓶)、湿化瓶(内盛1/3～1/2冷开水)、笔、手表、盛污物容器(图42－2)
护理实施	1. 双人核对医嘱及治疗单。 2. 评估患者：手持治疗单和手电筒，至床头核对床头卡。“您好，我是您的责任护士，请问您叫什么名字？让我看一下您的腕带。您现在感觉怎么样？有些胸闷、气急？遵医嘱要为您吸入氧气，以缓解您的不适。您以前吸过氧吗？既往有鼻部疾病吗？请让我检查您的鼻腔和通气情况。”右手用手电筒照患者鼻腔，再检查通气情况。“您鼻腔无肿胀、炎症、息肉，鼻中隔无偏曲，双侧鼻腔通畅，那就选择双侧鼻腔吸氧。我去准备用物，请您稍等。” 3. 洗手，戴口罩。 4. 装表：具体如下。①筒式：打开总开关，吹尘后关好；接上氧气表并旋紧(氧气表与地面垂直)；关流量表开关；开总开关，检查装表后有无漏气；接上通气管和湿化瓶(内盛1/3～1/2冷开水)；打开流量开关，检查有无漏气(用耳听)；无漏气后关流量开关。②壁式：关闭流量开关，将氧气吸入器进气插头插入与其配套的医用气源接头内，当听到“咔嚓”声时，说明接头已锁住。接上通气管，向湿化瓶内注入冷开水1/3～1/2(图42－3)，将湿化瓶安装在中心供氧装置上，也可将整套装置接好后再接上中心供氧装置。 5. 再次核对。 6. 协助患者取舒适体位，取2根棉签，蘸冷开水。“请让我为您清洁鼻腔。” 7. 连接氧气管，调节好流量。将氧气管末端浸于水中，确定氧气流出通畅。 8. “请您不要转动头部。”将鼻导管插入患者鼻腔，将导管固定于两侧耳郭上，调节松紧度。 9 再次核对患者的床号、姓名。 10. 协助患者取舒适体位。 11. 指导患者。“请您尽量用鼻进行有效呼吸，避免张口呼吸。请不要自行摘除鼻导管或调节氧流量，不要随意接触氧气装置接口，氧气装置周围严禁明火，不能接触油污，避免碰撞。呼叫器放在您的床头，如您感到鼻咽部干燥不适、胸闷、憋气，则请按呼叫器叫我们，我们会随时过来查看的，感谢您的配合。” 12. 挂上“四防”(防火、防油、防热、防震)标识。 13. 洗手，记录用氧时间及流量。 14. 停氧：停氧时，核对床号、姓名，查看指端情况；向患者解释。“现在感觉怎么样？遵医嘱给您停氧，如您需要时再吸入。”取下鼻导管，关流量表，擦净鼻部，协

续表

操作步骤	具体内容
护理实施	助患者取舒适体位。①筒式：先关总开关，再打开流量表开关放余氧，关闭流量表开关，取下湿化瓶和流量表。②壁式：关流量表，卸下湿化器吸氧装置。"您这样躺着舒服吗？您还有什么需要吗？谢谢您的配合，祝您早日康复。" 15. 按医疗垃圾分类处理用物。 16. 洗手，脱口罩，记录停氧时间
护理评价	1. 按消毒技术规范要求分类处理使用后的物品。 2. 正确指导患者。 3. 语言通俗易懂、态度和蔼、沟通有效。 4. 全过程动作熟练、规范、符合操作原则
注意事项	1. 严格遵守操作规程，切实做好防火、防油、防热、防震，注意用氧安全。 2. 对持续吸氧者，每日更换 1 次鼻塞；使用单腔管时，应双侧鼻孔交替置管，及时清理鼻腔内的分泌物，保证用氧效果。 3. 使用氧气时，应在调节流量后应用；停用时先拔除鼻塞，再关闭氧气开关。 4. 切勿将氧气筒内的氧气用空，至少保留 5 kg/cm^2 压强；对即将用完的氧气筒，应悬挂"空"的标志。 5. 用氧过程中，应准确评估患者的生命体征，判断用氧效果，做到安全用氧

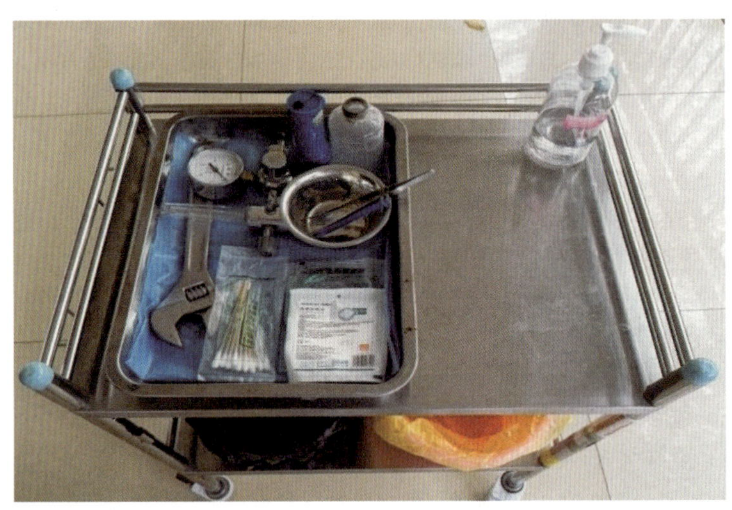

图 42－2　氧气吸入法的用物准备

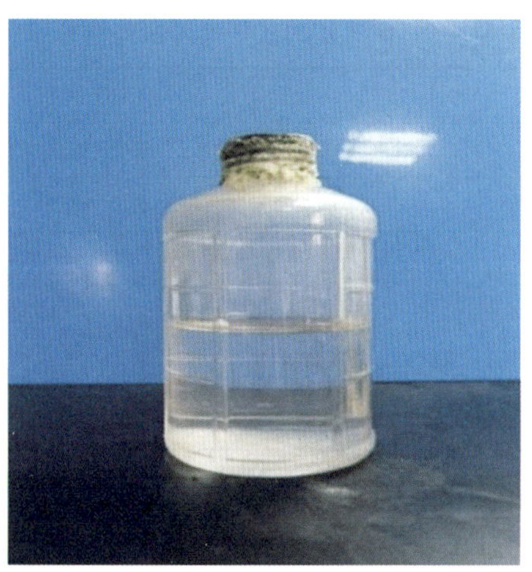

图 42－3 湿化瓶

三、多元评价

氧气吸入法的多元评价见表 42－3。

表 42－3 氧气吸入法的多元评价

评价项目/分	评价要点	分值/分	师评分/分	自评分/分	组评分/分	平均分/分	等级
学习态度（20）	按时完成自主学习任务	10					
	认真观摩示教	5					
	积极参与合作	5					
合作交流（30）	按流程规范操作	10					
	按小组分工合作练习	10					
	积极沟通	10					
学习效果（50）	按操作评分标准评价（表 42－4、表 42－5），将 100 分折合为 50 分						
评分：		组长签名：			教师签名：		

四、评分标准

氧气筒式氧气吸入法的评分标准见表 42－4；中心供氧式氧气吸入法的评分标准见表 42－5。

表 42－4　氧气筒式氧气吸入法的评分标准

程序	规范项目	分值/分	评分标准	得分
操作前准备	仪表端庄、着装整洁	2	一处不符合要求扣 1 分	
	核对医嘱、治疗单	2	一处不符合要求扣 1 分	
	评估：①询问患者的身体状况；②评估患者的鼻腔情况；③评估氧气装置是否完好；④解释操作目的，取得患者配合	8	一处不符合要求扣 2 分	
	洗手，戴口罩	2	一处不符合要求扣 1 分	
	准备用物：手消毒液、治疗盘（内铺清洁治疗巾）、供氧装置 1 套[配“四防”标识的流量表、湿化瓶（内盛 1/3～1/2 无菌蒸馏水）]、一次性吸氧管 2 条、氧气吸入装置 1 套、治疗碗（内置纱布、通气管、镊子）、棉签、用氧记录单、笔、手表、盛污物容器	8	一件不符合要求扣 0.5 分，扣完 8 分为止	
操作流程	装表：打开氧气筒上的总开关，清洁气门后立即关好；接上氧气表并旋紧，检查小开关是否关闭；开总开关，检查装表后有无漏气；将通气管、湿化瓶、供氧导管分别与氧气表连接	12	一处不符合要求扣 3 分	
	携用物至床旁，查对床号、姓名	2	一处未核对扣 1 分	
	协助患者取舒适体位，用湿棉签清洁鼻孔（双鼻塞导管用 2 根棉签）	2	一处不符合要求扣 1 分	
	检查一次性吸氧管的密封效果、有效日期，与流量表连接	3	一处未检查扣 1 分；连接不符合要求扣 1 分	
	打开流量表开关，调节氧流量，确定氧气流出通畅	6	一处不符合要求扣 2 分	
	将一次性吸氧管轻轻置入鼻孔，妥善固定	2	一处不符合要求扣 1 分	
	指导患者进行有效呼吸，告知不可自行摘除鼻导管和调节流量，放置呼叫器于患者可及处，密切观察缺氧改善情况	4	一处不符合要求扣 1 分	
	协助患者取舒适体位，整理床单元，致谢	3	一处不符合要求扣 1 分	
	洗手	1	未洗手扣 1 分	
	签名，记录用氧时间、氧流量	3	未签名扣 1 分；一处未记录扣 1 分	

续表

程序	规范项目	分值/分	评分标准	得分
操作流程	停吸氧时，核对床号、姓名，向患者解释，取下鼻塞，擦净鼻部	4	一处不符合要求扣 1 分	
	询问患者对操作的感受，观察吸氧效果	2	一处不符合要求扣 1 分	
	协助患者取舒适体位，整理床单元，致谢	3	一处不符合要求扣 1 分	
	洗手，记录停氧时间	2	一处不符合要求扣 1 分	
操作后评价	按消毒技术规范要求分类处理使用后的物品	3	不符合要求扣 1 分	
	正确指导患者：①告知患者不要自行摘除鼻塞或调节氧气流量；②告知患者如感到鼻咽部干燥不适或胸闷憋气时，应当及时通知医护人员；③告知患者有关用氧的安全知识	9	一处不符合要求扣 3 分	
	语言通俗易懂、态度和蔼、沟通有效	3	一处不符合要求扣 1 分	
	全过程动作熟练、规范、符合操作原则	3	一处不符合要求扣 1 分	
回答问题	目的：提高血氧含量及动脉血氧饱和度，纠正机体缺氧	1	一处回答不全或回答错误扣 1 分	
	注意事项：①严格遵守操作规程，切实做好防火、防油、防热、防震，注意用氧安全。②对持续吸氧者，每日更换 1 次鼻塞；使用单腔管时，应双侧鼻孔交替置管，及时清理鼻腔分泌物，以保证用氧效果。③使用氧气时，应调节流量后再应用；停用时，应先拔除鼻塞，再关闭氧气开关。④切勿将氧气筒内的氧气用空，至少保留 5 kg/cm^2 压强。⑤对即将用完的氧气筒，应悬挂“空”的标志；⑥用氧过程中，应准确评估患者的生命体征，判断用氧效果，做到安全用氧	10	一处回答不全或回答错误扣 2 分	
总分	—	100	—	

表 42－5　中心供氧式氧气吸入法的评分标准

程序	规范项目	分值/分	评分标准	得分
操作前准备	仪表端庄、着装整洁	2	一处不符合要求扣 1 分	
	核对医嘱、治疗单	2	一处不符合要求扣 1 分	

续表

程序	规范项目	分值/分	评分标准	得分
操作前准备	评估：①询问患者的身体状况；②评估患者的鼻腔情况；③评估氧气装置是否完好；④解释操作目的，取得患者配合	8	一处不符合要求扣 2 分	
	洗手，戴口罩	2	一处不符合要求扣 1 分	
	准备用物：手消毒液、清洁治疗盘(内置中心供氧装置 1 套、一次性吸氧管 2 条、湿化瓶、手电筒)、治疗碗 2 个(1 个内放纱布、通气管、镊子，另外 1 个盛冷开水)、棉签、灭菌注射用水、用氧记录单、笔、手表、盛污物容器、评估患者用物	8	一件不符合要求扣 0.5 分，扣完 8 分为止	
操作流程	携用物至床旁，查对床号、姓名	2	一处未查对扣 1 分	
	装表：打开设备，带上氧气阀外盖，关闭流量开关；将氧气吸入器进气插头插入与其配套的医用气源接头内，当听到“咔嚓”声时，说明接头已锁住；接上通气管，向湿化瓶内注入灭菌注射用水 1/3 ~ 1/2；将湿化瓶安装在中心供氧装置上(也可将整套装置接好后再接上中心供氧装置)	12	一处不符合要求扣 3 分	
	协助患者取舒适体位，用湿棉签清洁鼻孔	2	一处不符合要求扣 1 分	
	检查一次性吸氧管的密封效果、有效期，将之与流量表连接	3	一处未检查扣 1 分；未连接扣 1 分	
	逆时针缓慢转动流量调节阀，调节氧流量；试水，确定氧气流出通畅	2	一处不符合要求扣 1 分	
	将吸氧管轻轻置入鼻孔，妥善固定	2	一处不符合要求扣 1 分	
	指导患者进行有效呼吸，告知不可自行摘除吸氧管和调节流量	2	一处不符合要求扣 1 分	
	询问患者对操作的感受，告知注意事项，放置呼叫器于患者可及处，密切观察缺氧改善情况	4	一处不符合要求扣 1 分	
	协助患者取舒适体位，整理床单元和用物，致谢	3	一处不符合要求扣 1 分	
	洗手，签名，记录用氧时间、氧流量	4	未洗手扣 1 分；未签名扣 1 分；一处记录不全扣 1 分	

续表

程序	规范项目	分值/分	评分标准	得分
操作流程	停吸氧时，应先观察患者吸气后的效果（呼吸、口唇黏膜和指甲发绀改善情况）	3	一处不符合要求扣1分	
	核对床号、姓名，向患者解释，取下吸氧管，擦净鼻部	4	一处不符合要求扣1分	
	关流量表，卸下湿化瓶、吸氧装置	3	一处不符合要求扣1分	
	询问患者对操作的感受，协助患者取舒适体位，整理床单元和用物，致谢	4	一处不符合要求扣1分	
	洗手，记录停氧时间	2	未洗手扣1分；未记录扣1分	
操作后评价	按消毒技术规范要求分类处理使用后的物品	3	一处不符合要求扣1分	
	指导患者：①告知患者不要自行摘除鼻塞或调节氧气流量；②告知患者如感到鼻咽部干燥不适或胸闷憋气，则应当及时通知医护人员；③告知患者有关用氧的安全知识	6	一处不符合要求扣2分	
	语言通俗易懂、态度和蔼、沟通有效	3	一处不符合要求扣1分	
	全过程动作熟练、规范、符合操作原则	3	一处不符合要求扣1分	
回答问题	目的：提高血氧含量及动脉血氧饱和度，纠正机体缺氧	1	一处回答不全或回答错误扣1分	
	注意事项：①严格遵守操作规程，切实做好“四防”，注意用氧安全。②对持续吸氧者，每日更换1次鼻塞；使用单腔管时，应双侧鼻孔交替置管，及时清理鼻腔分泌物，以保证用氧安全。③使用氧气时，应调节流量后再应用；停氧时，应先拔出鼻塞，再关闭氧气开关。④用氧过程中，应准确评估患者的生命体征，判断用氧效果，做到安全用氧	8	一处回答不全或回答错误扣2分	
总分	—	100	—	

（黄美旋）

任务 43　吸痰技术

一、基本信息

吸痰技术的基本信息见表 43－1。

表 43－1　吸痰技术的基本信息

项目	基本内容
任务名称	吸痰技术
任务学时	4 学时
任务目的	1. 清除患者呼吸道内的分泌物，保持呼吸道通畅。 2. 防止发生窒息、吸入性肺炎等并发症。 3. 改善肺通气，维持呼吸功能
案例导入	患者，女，70 岁，因“咳嗽、咳痰 1 周”而入某医院内科治疗。查体：体温 36.8 ℃，脉搏 118 次/分，呼吸 22 次/分，血压 140/90 mmHg，双肺可闻及痰鸣音。患者身体虚弱，精神萎靡，无力咳嗽、咳痰。遵医嘱需为该患者吸痰，同时应做好护理
任务分析	该患者年老体弱，无力咳嗽、咳痰，导致呼吸道内分泌物较多、呼吸困难，只能通过吸痰来清除呼吸道内的分泌物，保持呼吸道通畅，同时改善肺通气，维持呼吸功能
学习任务	1. 学会评估并分析病情，选择应实施的操作。 2. 熟练掌握吸痰指标。 3. 熟练掌握吸痰术

二、工作流程

（一）操作流程

吸痰技术的操作流程见图 43－1。

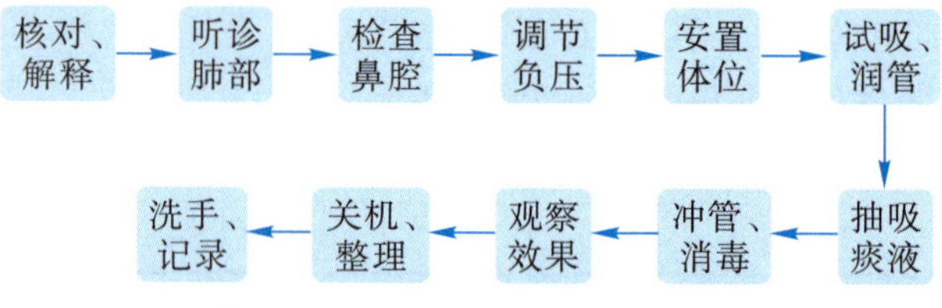

图 43－1　吸痰技术的操作流程

（二）操作步骤

吸痰技术的操作步骤见表 43－2。

表 43-2 吸痰技术的操作步骤

操作步骤	具体内容
护理评估	1. 评估患者的年龄、病情、意识、治疗等情况。 2. 评估患者的呼吸、痰液性状、口腔及鼻腔皮肤黏膜情况。 3. 评估患者的心理状态、合作程度
护理计划	1. 护士准备：保持着装整洁，洗手，戴口罩。 2. 患者准备：了解吸痰的目的、方法、注意事项及配合要点，体位舒适。 3. 用物准备：电动吸引器、连接管、电源插座、治疗盘[内放：无菌持物钳 2 把、有盖无菌容器 3 个(1 个放 12 ~ 14 号无菌吸痰管数根、另外 2 个盛无菌等渗生理盐水)、弯盘、无菌纱布、玻璃接头]，必要时备压舌板、开口器、舌钳、标本容器、盛有消毒液的试管、注射器等(图 43-2)
护理实施	1. 双人核对医嘱，核对患者的床号、姓名，做好解释。“您好，我是您的责任护士，请问您叫什么名字？请给我看一下您的腕带。现在您感觉怎么样？呼吸不畅，是吗？让我检查一下您的肺部情况(用听诊器听诊肺尖、肺中、肺底)，您的肺部有痰鸣音，呼吸有点快，现在我协助您翻身拍背，请您轻咳 2 次，再用力把痰咳出来。还是没有把痰咳出来吗？由于您不能自行将痰液排出来，我现在要用一根细管通过口或鼻腔内进行吸痰，以清除痰液。让我检查一下您的鼻腔与口腔的黏膜情况。您有活动义齿吗？您的鼻腔及口腔黏膜完好无损。现在我去准备用物，请您稍等。” 2. 接通电源，打开开关，检查吸引器的性能，调节负压(成人为 0.04 ~ 0.053 MPa，儿童应小于 0.04 MPa)。 3. 洗手，戴口罩。 4. 核对患者的床号、姓名。 5. 倒取溶液：检查溶液标签、质量，倒溶液于 2 个无菌治疗碗内，各 60 mL 左右。 6. 安置体位：将患者头部偏向护士，略向后仰，铺治疗巾，放置弯盘。 7. 试吸、润管：连接吸痰管，先试吸少量生理盐水，润管。 8. 按顺序吸痰。“我现在准备插入吸痰管，请您配合，不要吞咽。”一手将吸痰管末端反折，另一手戴无菌手套后持吸痰管前端，经鼻或口腔插入气管(鼻腔 20 ~ 25 cm，口腔 10 ~ 15 cm)，然后放松吸痰管末端，边旋转边吸引并向上提拉吸痰管，先吸咽部的分泌物，再吸气管内的分泌物，每次吸痰时间不超过 15 s。 9. 抽吸、冲洗：退出吸痰管，在无菌容器中抽吸生理盐水，冲洗。 10. 观察情况：气道是否通畅；患者的反应，如面色、呼吸、心率、血压等是否改善；再次听诊，检查肺部情况；黏膜有无损伤；吸出液的颜色、性质及量等。 11. 安置患者：擦净自患者口、鼻腔内喷出的分泌物，帮助患者取舒适卧位，整理床单位，指导患者多喝水、勤翻身、有效咳嗽。 12. 整理用物：按一次性用物处理吸痰管，根据吸痰操作性质，每班更换或每日更换 1 或 2 次吸痰用物。 13. 洗手、记录：记录吸痰时间、次数，痰液的颜色、性质、量，呼吸改善情况

续表

操作步骤	具体内容
护理评价	1. 患者愿意配合、有安全感。 2. 患者呼吸道内的痰液被及时吸出、气道通畅、呼吸功能改善。 3. 呼吸道黏膜未发生机械性损伤
注意事项	1. 严格执行无菌操作原则，避免感染。 2. 选择合适型号的吸痰管，粗细及软硬度均合适。 3. 吸痰动作应轻稳。吸痰管不宜插入过深，以防引起剧烈咳嗽。 4. 禁止将吸引过口、鼻腔分泌物的吸痰管放入气管。 5. 使用呼吸机时，吸痰毕，吸入高浓度氧气，调回原先设置好的氧浓度。一次吸痰时间以不超过 15 s 为宜。每次更换吸痰管。 6. 使用注射器进行气管内滴药时，应防止针头误入气管。 7. 吸引过程中，注意观察病情变化和吸出物的性状、量。 8. 如痰液黏稠，则可配合给予背部叩击、雾化吸入。 9. 应保持玻璃接头清洁

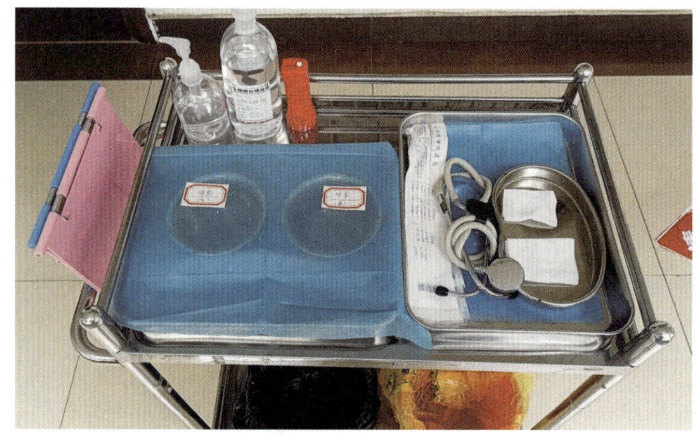

图 43－2　吸痰技术的用物准备

三、多元评价

吸痰技术的多元评价见表 43－3。

表 43－3　吸痰技术的多元评价

评价项目/分	评价要点	分值/分	师评分/分	自评分/分	组评分/分	平均分/分	等级
学习态度（20）	按时完成自主学习任务	10					
	认真观摩示教	5					
	积极参与合作	5					

续表

评价项目/分	评价要点	分值/分	师评分/分	自评分/分	组评分/分	平均分/分	等级
合作交流（30）	按流程规范操作	10					
	按小组分工合作练习	10					
	积极沟通	10					
学习效果（50）	按操作评分标准评价（表43－4），将100分折合为50分						
评分：		组长签名：		教师签名：			

四、评分标准

中心吸引装置吸痰技术的评分标准见表43－4；电动吸引器吸痰技术的评分标准见表43－5。

表43－4　中心吸引装置吸痰技术的评分标准

程序	规范项目	分值/分	评分标准	得分
操作前准备	仪表端庄、着装整洁	2	一处不符合要求扣1分	
	核对医嘱、治疗单	2	一处不符合要求扣1分	
	评估、解释：①评估患者的意识状态、生命体征、吸气流量；②评估呼吸道分泌物的量、黏稠度、部位，口、鼻腔黏膜情况；③解释操作目的，取得患者合作	9	一处不符合要求扣3分	
	洗手，戴口罩	2	一处不符合要求扣1分	
	准备用物：中心吸引装置、合适型号的无菌吸痰管数条、治疗盘1个、无菌治疗巾包、无菌治疗碗、无菌镊子或手套、生理盐水、纱布、注射器，必要时备压舌板、舌钳、开口器、听诊器、无菌治疗巾（使用呼吸机者）	5	一件不符合要求扣0.5分，扣完5分为止	
操作流程	打开无菌治疗巾包，按规范要求铺治疗盘，将无菌治疗碗放入无菌盘内，倒入生理盐水	4	一处不符合要求扣1分	
	携用物至床旁，核对患者的床号、姓名	2	一处未核对扣1分	
	协助患者取合适体位，告知患者操作配合要点，铺无菌治疗盘	3	一处不符合要求扣1分	

续表

程序	规范项目	分值/分	评分标准	得分
操作流程	使患者头转向操作者，检查患者口腔，取下活动义齿，对昏迷患者可使用压舌板等	3	一处不符合要求扣 1 分	
	将压力表安装在负压接头上，将负压瓶置于床旁，将胶管与负压瓶相连，检查管道、负压装置的性能，调节吸引负压（成人负压为 150 ~ 200 mmHg，小儿负压应小于 150 mmHg）	5	一处不符合要求扣 1 分	
	用无菌镊子或戴手套的手持吸痰管，试吸生理盐水，润滑、冲洗吸痰管，检查管道是否通畅	4	一处不符合要求扣 1 分	
	吸上呼吸道分泌物：对神志清醒者，嘱其张口配合；对昏迷者，用压舌板或开口器助其张口；折叠吸痰管，以关闭负压；将吸痰管插入口或鼻腔内，深度合适，轻轻左右旋转、上提吸痰管，以吸净痰液	8	一处不符合要求扣 2 分	
	吸下呼吸道分泌物：更换吸痰管，折叠导管末端；将吸痰管插入气管内合适深度，有阻力时稍退出；放开导管末端，轻柔、灵活、迅速地左右旋转、上提吸痰管，吸净痰液	6	一处不符合要求扣 2 分	
	使用呼吸机时行气管内吸痰的方法：①吸入高浓度氧气 1 ~ 2 min；②如痰液黏稠、不易吸出，则可注入生理盐水 5 ~ 10 mL；③在患者胸前铺无菌治疗巾，连接一次性吸痰管与吸引器，打开吸引器；④分离与呼吸机连接的管道，将玻璃接头置于无菌治疗巾上，将吸痰管插入合适深度，旋转，上提；⑤吸痰毕，迅速连接呼吸机，吸入高浓度氧气 1 ~ 2 min	10	一处不符合要求扣 2 分	
	观察吸出痰液的性质、量及患者的生命体征	3	一处不符合要求扣 1 分	
	每次抽吸时间不超过 15 s；如痰未吸尽，则休息 2 ~ 3 min 再吸	2	一处不符合要求扣 1 分	
	拔除吸痰管后，吸入生理盐水，冲洗吸痰管	2	一处不符合要求扣 1 分	

续表

程序	规范项目	分值/分	评分标准	得分
操作流程	清洁患者口、鼻部，协助其取舒适体位，整理用物、床单位	3	一处不符合要求扣 1 分	
	洗手	1	未洗手扣 1 分	
	记录	1	未记录扣 1 分	
操作后评价	按消毒技术规范要求分类处理使用后的物品	3	不符合要求扣 3 分	
	正确指导患者：①如患者清醒，则安抚患者不要紧张，指导其自主咳嗽；②告知患者适当饮水，以利于痰液排出	4	一处不符合要求扣 2 分	
	语言通俗易懂、态度和蔼、沟通有效	3	一处不符合要求扣 1 分	
	全过程动作熟练、规范、符合操作原则	3	一处不符合要求扣 1 分	
回答问题	目的：吸出呼吸道内的分泌物，保持呼吸道通畅，保证有效通气	1	一处回答不全或回答错误扣 1 分	
	注意事项：①严格执行无菌操作，避免感染；②选择合适型号的吸痰管，粗细及软硬度均适宜；③吸痰动作应轻稳，吸痰管不宜插入过深，以防引起剧烈咳嗽；④禁止将吸引过口、鼻腔分泌物的吸痰管插入气道；⑤使用呼吸机时，吸痰毕，吸入高浓度氧气后，调回原先设置好的氧浓度，一次吸痰时间以不超过 15 s 为宜，每次更换吸痰管；⑥当使用注射器进行气管内滴药时，应防止针头误入气道；⑦吸引过程中，应注意观察病情变化和吸出物的性状、量等；⑧如痰液黏稠，则可配合背部叩击、雾化吸入等；⑨应保持玻璃接头清洁	9	一处回答不全或回答错误扣 1 分	
评分	—	100	—	

表 43－5 电动吸引器吸痰技术的评分标准

程序	规范项目	分值/分	评分标准	得分
操作前准备	仪表端庄、着装整洁	2	一处不符合要求扣 1 分	
	核对医嘱、治疗单	2	一处不符合要求扣 1 分	

续表

程序	规范项目	分值/分	评分标准	得分
操作前准备	评估、解释：①评估患者的意识状态、生命体征、吸氧流量；②评估呼吸道分泌物的量、黏稠度、部位，口、鼻腔黏膜情况；③检查吸痰器性能是否良好；④解释操作目的，取得患者合作	12	一处不符合要求扣 3 分	
	洗手，戴口罩	2	一处不符合要求扣 1 分	
	准备用物：电动吸引装置、合适型号的无菌吸痰管数条、治疗盘 1 个、无菌治疗巾包、无菌治疗碗、无菌镊子或手套、生理盐水、纱布、注射器，必要时备压舌板、舌钳、开口器、听诊器、无菌治疗巾（使用呼吸机者）	5	一件不符合要求扣 0.5 分，扣完 5 分为止	
操作流程	打开无菌治疗巾包，按规范要求铺治疗盘，将无菌治疗碗放入无菌治疗盘内并倒入生理盐水	3	一处不符合要求扣 1 分	
	携用物至床旁，核对患者的床号、姓名	2	一处未核对扣 1 分	
	告知患者操作配合要点，协助患者取舒适体位	2	一处不符合要求扣 1 分	
	使患者头转向操作者，检查患者口腔，取下活动义齿，对昏迷患者可使用压舌板等	3	一处不符合要求扣 1 分	
	将橡胶管与负压瓶相连，接通电源，检查管道、负压装置的性能，调节吸引负压（成人负压为 150～200 mmHg，小儿负压应小于 150 mmHg）	4	一处不符合要求扣 1 分	
	用无菌镊子或戴无菌手套的手持吸痰管，试吸生理盐水，润滑、冲洗吸痰管，检查管道是否通畅	4	一处不符合要求扣 1 分	
	吸上呼吸道分泌物：对神志清醒者，嘱其张口配合；对昏迷者，用压舌板或开口器助其张口，折叠吸痰管，以关闭负压；将吸痰管插入口或鼻腔内，深度合适；轻轻左右旋转、上提，吸出口腔及咽部的分泌物	8	一处不符合要求扣 2 分	

续表

程序	规范项目	分值/分	评分标准	得分
操作流程	吸下呼吸道分泌物：更换吸痰管，左手折叠导管末端；将吸痰管插入气管，深度合适；放开导管末端，轻柔、灵活、迅速地左右旋转、上提吸痰管，吸净痰液	6	一处不符合要求扣 2 分	
	使用呼吸机时行气管内吸痰的方法：①吸入高浓度氧气 1 ~ 2 min；②如痰液黏稠、不易吸出，则可注入生理盐水 5 ~ 10 mL；③在患者胸前铺无菌治疗巾，连接一次性吸痰管与吸引器，打开吸引器；④分离与呼吸机连接的管道，将玻璃接头置于无菌治疗巾上，将吸痰管插入合适深度，旋转，上提；⑤吸痰毕，迅速连接呼吸机，吸入高浓度氧气 1 ~ 2 min	10	一处不符合要求扣 2 分	
	观察吸出痰液的性质、量及患者的生命体征	3	一处不符合要求扣 1 分	
	每次抽吸时间不超过 15 s；如痰未吸尽，则休息 2 ~ 3 min 再吸	2	一处不符合要求扣 1 分	
	拔除吸痰管后，吸入生理盐水，冲洗吸痰管	2	一处不符合要求扣 1 分	
	清洁患者口、鼻部，协助其取舒适体位，整理用物、床单位，指导清醒患者适当饮水	4	一处不符合要求扣 1 分	
	洗手	1	未洗手扣 1 分	
	记录	1	未记录扣 1 分	
操作后评价	按消毒技术规范要求分类整理使用后的物品	3	不符合要求扣 3 分	
	正确指导患者：①如果患者清醒，则安抚患者不要紧张，指导其自主咳嗽；②告知患者适当饮水，以利于痰液排出	2	一处不符合要求扣 1 分	
	语言通俗易懂、态度和蔼、沟通有效	3	一处不符合要求扣 1 分	
	全过程动作熟练、规范、符合操作原则	3	一处不符合要求扣 1 分	
回答问题	目的：吸出呼吸道内的分泌物，保持呼吸道通畅，保证有效通气	1	一处回答不全或回答错误扣 1 分	

续表

程序	规范项目	分值/分	评分标准	得分
回答问题	注意事项：①严格执行无菌操作，避免感染；②选择合适型号的吸痰管，粗细及软硬度均适宜；③吸痰动作应轻稳，吸痰管不宜插入过深，以防引起剧烈咳嗽；④禁止将吸引过口、鼻腔分泌物的吸痰管插入气道；⑤使用呼吸机时，吸痰毕，吸入高浓度氧气后，调回原先设置好的氧浓度，一次吸痰时间以不超过 15 s 为宜，每次更换吸痰管；⑥当用注射器进行气管内滴药时，应防止针头误入气道；⑦在吸引过程中，应注意观察病情变化和吸出物的性状、量等；⑧如痰液黏稠，则可配合背部叩击、雾化吸入等	8	一处回答不全或回答错误扣 1 分	
总分	—	100	—	

（石天桃）

任务 44　洗胃技术

一、基本信息

洗胃技术的基本信息见表 44－1。

表 44－1　洗胃技术的基本信息

项目	基本内容
任务名称	洗胃技术
任务学时	2 学时
任务目的	1. 解毒：清除胃内毒素或刺激物，减少毒物吸收，还可利用不同灌洗液进行中和解毒，适用于急性食物或药物中毒，中毒后 6 h 内洗胃效果最佳。 2. 减轻胃黏膜水肿：洗出胃内滞留食物，减轻胃黏膜水肿和炎症，适用于幽门梗阻患者。 3. 手术或检查准备：洗胃还可用于某些手术或检查前的准备
案例导入	患者，女，50 岁，因与家属争吵，一气之下口服农药（2 h 前），出现腹痛、头晕，由其家属送至急诊科。查体：烦躁，双侧瞳孔等圆、等大（1.5 mm），对光反射存在，体温 37.8 ℃，脉搏 105 次/分，呼吸 24 次/分，血压 90/60 mmHg，血氧饱和度 94%

续表

项目	基本内容
任务分析	该患者口服农药，出现腹痛、头晕、烦躁等症状，应立即为其实施洗胃技术
学习任务	1. 熟练掌握洗胃技术的操作步骤。 2. 经过练习，能够根据病情进行分析、评估，能够正确实施有效的洗胃技术。 3. 在操作流程中关心、体贴患者，动作轻柔、熟练，未发生污染

二、工作流程

（一）操作流程

洗胃技术的操作流程图44－1。

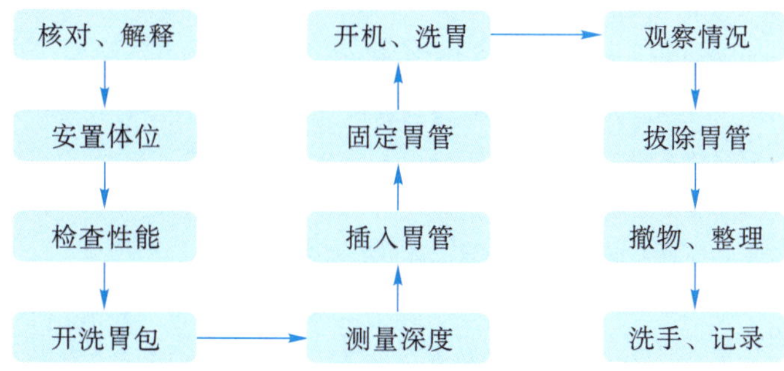

图44－1 洗胃技术的操作流程

（二）操作步骤

洗胃技术的操作步骤见表44－2。

表44－2 洗胃技术的操作步骤

操作流程	具体内容
护理评估	1. 评估患者目前的病情、中毒情况（如中毒时间、途径、量、性质）及有无洗胃禁忌证。 2. 评估患者口腔黏膜是否完好、有无活动义齿。 3. 评估患者及其家属的心理状态、对洗胃的认知、合作态度
护理计划	1. 患者准备：告知操作目的、配合方法及注意事项，消除其紧张、焦虑情绪。 2. 护士准备：保持着装整洁，洗手。 3. 环境准备：环境清洁、安全、光线充足。 4. 用物准备：①电动洗胃机（图44－2）。②治疗车上层：手消毒液、洗胃溶液、自动洗胃机及附件、内铺清洁治疗巾的治疗盘、洗胃包、棉签、胶布、一次性中单、手套、合适型号的胃管、连接管数条、口咬、听诊器，按要求备化验单、标本容器、治疗碗（内盛温开水漱口，昏迷患者除外）、吸管、压舌板、弯盘、手电筒。③治疗车下层：生活垃圾桶、医用垃圾桶（图44－3）

续表

操作流程	具体内容
护理实施	1. 双人核对医嘱，携用物至床旁，核对患者信息，评估患者并做好解释。“您好！我是今天的当班护士。您能告诉我您的床号和姓名吗？根据您的病情，遵医嘱要为您洗胃，请您配合。让我评估一下您的口腔黏膜情况，请您张口。您的口腔黏膜完好、无破损、无活动义齿，我将经口腔为您进行插管，请您配合，在插管过程中您无法说话，如有任何不适，请拍打床沿提醒我，好吗？” 2. 协助患者取合适体位，一般取左侧卧位；若为昏迷患者，则协助其去枕平卧，将头偏向一侧。 3. 连接洗胃机并打开电源，通电，检查电源是否正常。将配好的胃灌洗液放入塑料桶内。将连接管分别与机器的药管、胃管和污水管连接，将药管、胃管的另一端放入装洗胃液的桶内(管口需在液面下)，将污水管的另一端放入污物桶内，调节药液流速，备用。试运转洗胃机。 4. 打开洗胃包，戴手套，在颌下、胸前铺一次性中单、治疗巾，将弯盘、纱布放至口角旁。对经口腔插管者，需检查及取下活动义齿，垫口咬并固定(对经鼻腔插管者，应清洁鼻腔)。 5. 测量插管长度(成人为 45 ~ 55 cm，婴幼儿为 14 ~ 18 cm)，即从发际到剑突的距离，做好标记。润滑胃管前端，自口腔或鼻腔插管。 6. 插入胃管：插管至咽部(插入 14 ~ 15 cm)时，嘱患者略低头并做吞咽动作，随后迅速将胃管插入。若患者神志不清，则一手将患者头部抬起，使下颌靠近胸骨柄，以加大咽喉部的弧度，另一手徐徐送入胃管，不可勉强用力。“我现在开始给您插管了，请您配合，请做吞咽动作。” 7. 确定胃管在胃内，固定，遵医嘱留取毒物标本并送检，用止血钳夹闭胃管末端，固定。 8. 先接通胃管，再插上电源，调节洗胃机参数，每次灌入 300 ~ 500 mL。松开止血钳，反复冲洗至吸出液体澄清、无味。 9. 观察情况：洗胃过程中密切观察患者病情、生命体征的变化，注意洗胃液出、入量的平衡，洗出液的性质、颜色、气味。 10. 拔除胃管：洗胃完毕，停机，夹闭胃管末端，揭去胶布，用纱布包裹近鼻孔处的胃管，边拔边用纱布擦胃管，拔到咽喉处时，嘱患者屏气并快速拔除，取出口咬。“洗胃已经结束，现在为您拔管，请您不要紧张。” 11. 协助患者漱口，清洁患者的口、鼻、面部，取走弯盘、一次性中单及治疗巾，脱手套。询问患者对操作的感受，告知注意事项，协助其取舒适体位，整理床单元、用物，致谢。“您的洗胃已结束，现在请您不要吃东西，7 h 后可进流食，请问您还有其他需要吗？我将护送您到急诊病房接受进一步治疗。” 12. 洗手，签名，记录(灌洗液的名称、量及洗出液的数量、颜色、气味)
护理评价	1. 全过程动作熟练、规范、符合操作原则。 2. 正确指导患者：告知洗胃过程中的配合要点及注意事项。 3. 语言通俗易懂、态度和蔼、沟通有效

续表

操作流程	具体内容
注意事项	1. 插管动作要轻柔，勿损伤食管或误入气管。 2. 当中毒物质不明时，应抽取胃内容物并送检，可暂时用温开水或等渗生理盐水洗胃，待毒物性质明确后，再采用对抗剂洗胃。对急性中毒且能配合的患者，应迅速采用口服催吐法催吐。 3. 在洗胃过程中，应密切观察患者的生命体征及有无异常情况，如患者出现腹痛、流出血性液体或虚脱表现，则应立即停止操作，并通知医生进行处理。 4. 每次灌入量不得超过 500 mL，注意记录灌注液的名称、量以及洗出液的数量、颜色、气味。 5. 对吞服强酸或强碱类腐蚀性药物的患者，切忌洗胃；对消化道溃疡、食管梗阻、食管静脉曲张、胃癌等的患者，一般不洗胃；对急性心肌梗死、重症心力衰竭、严重心律失常和极度衰竭等的患者，不宜洗胃；对昏迷患者，洗胃应谨慎。 6. 使用自动洗胃机洗胃，使用前应检查机器各管道运转是否正常，衔接是否正确、紧密。勿使水流至按键开关内，以免损坏机器，用毕，要及时清洗，以免污物堵塞管道

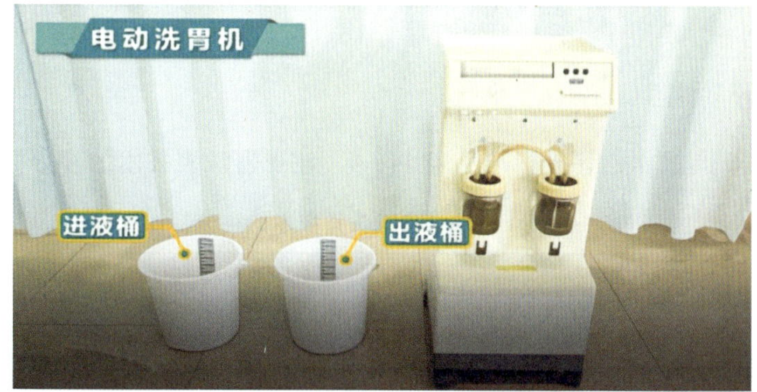

图 44－2　电动洗胃机

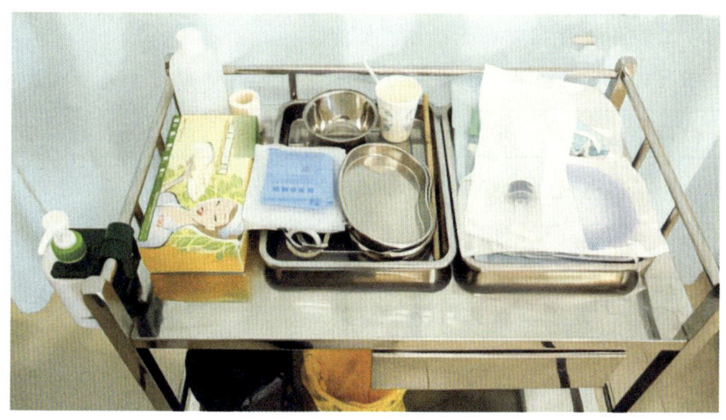

图 44－3　洗胃技术的用物准备

三、多元评价

洗胃技术的多元评价见表 44－3。

表 44－3　洗胃技术的多元评价

评价项目/分	评价要点	分值/分	师评分/分	自评分/分	组评分/分	平均分/分	等级
学习态度（20）	按时完成自主学习任务	10					
	认真观摩示教	5					
	积极参与合作	5					
合作交流（30）	按流程规范操作	10					
	按小组分工合作练习	10					
	积极沟通	10					
学习效果（50）	按操作评分标准评价（表 44－4、表 44－5），将 100 分折合为 50 分						
评分：		组长签名：			教师签名：		

四、评分标准

自动洗胃机洗胃技术的评分标准见表 44－4；注射器洗胃技术的评分标准见表 44－5。

表 44－4　自动洗胃机洗胃技术的评分标准

程序	规范项目	分值/分	评分标准	得分
操作前准备	仪表端庄、着装整洁	2	一处不符合要求扣 1 分	
	核对医嘱、治疗单	2	一处不符合要求扣 1 分	
	评估：①了解患者病情，对中毒患者了解服用毒物的名称、剂量及时间等；②评估患者口、鼻腔皮肤及黏膜有无损伤、炎症或其他情况；③安抚患者，取得配合	9	一处不符合要求扣 3 分	
	洗手，戴口罩	2	一处不符合要求扣 1 分	
	准备用物：手消毒液、洗胃溶液、电动洗胃机、内铺清洁治疗巾的治疗盘、洗胃包（治疗碗、弯盘、镊子、止血钳、纱布数块、治疗巾、压舌板、液状石蜡棉球）、棉签、胶布、一次性中单、手套、合适型号的胃管、连接管数条、口咬、听诊器，按要求备化验单、标本容器、治疗碗、吸	5	一件不符合要求扣 0.5 分，扣完 5 分为止	

续表

程序	规范项目	分值/分	评分标准	得分
操作前准备	管（内盛温开水漱口，昏迷患者除外）、带刻度的盛水桶2个（分别盛灌洗液和污水），盛污物容器	5	一件不符合要求扣0.5分，扣完5分为止	
操作流程	核对床号、姓名、洗胃液名称	3	一处不符合要求扣1分	
	安抚患者，取左侧卧位；若为昏迷患者，则协助其去枕平卧，将头偏向一侧	1	体位不合适扣1分	
	连接洗胃机并打开电源，通电，检查电源是否正常；将配好的胃灌洗液放入塑料桶内；将连接管分别与机器的药管、胃管和污水管连接；将药管、胃管的另一端放入装洗胃液的桶内（管口需在液面下），将污水管的另一端放入污物桶内；调节药液流速，备用；试运转洗胃机	6	一处不符合要求扣1分	
	打开洗胃包，戴手套，在颌下、胸前铺一次性中单、治疗巾，将弯盘、纱布置于口角旁	4	一处不符合要求扣1分	
	对口腔插管者，需检查及取下活动义齿，垫口咬并固定（从鼻腔插管者清洁鼻腔）	2	一处不符合要求扣1分	
	测量插管长度（成人为45～55cm，婴幼儿为14～18 cm），即从发际到剑突的距离，做好标记，润滑胃管前端，自口或鼻腔插管	3	一处不符合要求扣1分	
	插入胃管：插管至咽部（插入14～15 cm）时，嘱患者略低头并做吞咽动作，随后迅速将胃管插入；若患者神志不清，则一手将患者头部抬起，使下颌靠近胸骨柄，以加大咽喉部的弧度，另一手徐徐送入胃管，不可勉强用力	6	一处不符合要求扣3分	
	确定胃管在胃内，固定，遵医嘱留取毒物标本并送检，用止血钳夹闭胃管末端并固定	4	一处不符合要求扣1分	
	先接通胃管，再插上电源，调节洗胃机参数，每次灌入300～500 mL；松开止血钳，反复冲洗至吸出液体澄清、无味为止	4	一处不符合要求扣2分	

续表

程序	规范项目	分值/分	评分标准	得分
操作流程	观察：洗胃过程中密切观察患者病情、生命体征的变化、注意洗胃液出、入量的平衡及洗出液的性质、颜色、气味	6	一处不符合要求扣 1 分	
	拔除胃管：洗胃完毕，停机，夹闭胃管末端，揭去胶布；用纱布包裹近鼻孔处的胃管，边拔边用纱布擦胃管；拔到咽喉处时，嘱患者屏气并快速拔除；取出口咬	8	一处不符合要求扣 2 分	
	协助患者漱口，清洁患者的口、鼻、面部，取走弯盘、一次性中单、治疗巾，脱手套	4	一处不符合要求扣 1 分	
	询问患者对操作的感受，告知注意事项	2	一处不符合要求扣 1 分	
	协助患者取舒适体位，整理床单元和用物，致谢	3	一处不符合要求扣 1 分	
	洗手	1	未洗手扣 1 分	
	签名，记录（灌洗液的名称、量及洗出液的数量、颜色、气味）	2	一处不符合要求扣 1 分	
操作后评价	按消毒技术规范要求分类处理使用后的物品：将接胃管一端放入 3000 mL 以上的净水桶中，其他管路不动，让机器工作 4 或 5 次，以清除管路内的污物；②将 3 根管道浸入 2000 mL 消毒液中并开机循环20 次左右；③最后用净水循环 2 或 3 次，以清洗管路；④待清洗完毕，将药管、胃管和污水管同时提出水面，当机器内的水完全排净后，按关机键关机，对其余物品的处理应符合消毒技术规范	8	一处不符合要求扣 2 分	
	正确指导患者：告知洗胃过程中的配合要点及注意事项	2	一处不符合要求扣 1 分	
	语言通俗易懂、态度和蔼、沟通有效	3	一处不符合要求扣 1 分	
	全过程动作熟练、规范、符合操作原则	3	一处不符合要求扣 1 分	
回答问题	目的：①清除毒物；②减轻胃黏膜水肿，预防感染；③为特殊检查和手术做准备	3	一处回答不全或回答错误扣 1 分	

续表

程序	规范项目	分值/分	评分标准	得分
回答问题	注意事项：具体如下。①插管动作要轻柔，勿损伤食管或误入气管。②当中毒物质不明时，应抽取胃内容物并送检，洗胃溶液可暂时使用温开水或等渗生理盐水，待毒物性质明确后再采用对抗剂洗胃；对急性中毒、能配合者，应迅速采用口服催吐法催吐。③在洗胃过程中，应密切观察患者的生命体征及有无异常情况，如患者出现腹痛、流出血性液体或虚脱表现，则应立即停止操作并通知医生进行处理。④每次灌入量不得超过 500 mL，注意记录灌注液的名称、量及洗出液的数量、颜色、气味等。⑤对吞服强酸或强碱类腐蚀性药物的患者，切忌洗胃；对消化道溃疡、食管梗阻、食管静脉曲张、胃癌等的患者，一般不洗胃；对急性心肌梗死、重症心力衰竭、严重心律失常和极度衰竭等的患者，不宜洗胃；对昏迷患者，洗胃应谨慎；使用自动洗胃机洗胃前，应检查机器各管道衔接是否正确、紧密，运转是否正常；勿使水流至按键开关内，以免损坏机器；用毕，要及时清洗，以免污物堵塞管道	5	一处回答不全或回答错误扣 1 分	
总分	—	100	—	

表 44－5　注射器洗胃法的评分标准

程序	规范项目	分值/分	评分标准	得分
操作前准备	仪表端庄、着装整洁	2	一处不符合要求扣 1 分	
	核对医嘱、治疗单	2	一处不符合要求扣 1 分	
	评估：①了解患者病情，了解中毒患者服用毒物的名称、剂量及时间等；②评估患者口、鼻腔皮肤及黏膜有无损伤、炎症或其他情况；③安抚患者，取得配合	6	一处不符合要求扣 2 分	
	洗手，戴口罩	2	一处不符合要求扣 1 分	
	准备用物：手消毒液、洗胃溶液、内铺清洁治疗巾的治疗盘、洗胃包（内放治疗碗、	5	一处不符合要求扣 0.5 分，扣完 5 分为止	

续表

程序	规范项目	分值/分	评分标准	得分
操作前准备	弯盘、镊子、纱布、治疗巾、压舌板、液状石蜡棉球)、棉签、胶布、一次性中单、手套、合适型号的胃管、大号注射器(30～50 mL)、听诊器、带刻度的盛水桶2个(分别盛灌洗液和污水)、盛污物容器	5	一处不符合要求扣0.5分，扣完5分为止	
操作流程	核对床号、姓名、洗胃液名称	2	一处不符合要求扣1分	
	安抚患者，协助其取左侧卧位；若为昏迷患者，则协助其去枕平卧，将头偏向一侧	1	体位不合适扣1分	
	打开洗胃包，戴手套，在颌下、胸前铺一次性中单、治疗巾，将弯盘、纱布置于口角旁	4	一处不符合要求扣1分	
	对经鼻腔插管者，清洁鼻腔(对经口腔插管者，需检查及取下活动义齿)	1	一处不符合要求扣1分	
	测量插管长度(成人为45～55 cm，婴幼儿为14～18 cm)，即从发际到剑突的距离，做好标记，润滑胃管前端	6	一处不符合要求扣2分	
	插入胃管：插管至咽部(插入14～15 cm)时，嘱患者略低头并做吞咽动作，随后迅速将胃管插入；当患者神志不清时，一手将患者头部抬起，使下颌靠近胸骨柄，以加大咽喉部的弧度，另一手徐徐送入胃管，不可勉强用力	6	一处不符合要求扣3分	
	确定胃管在胃内，固定；在胃管末端接注射器，抽吸出胃液；遵医嘱留取毒物标本并送检	6	一处不符合要求扣2分	
	洗胃：先用注射器吸净胃内容物并反折夹闭胃管，再注入洗胃溶液约500 mL并抽吸；反复冲洗，直至干净	6	一处不符合要求扣2分	
	洗胃过程中密切观察患者病情、生命体征的变化，注意洗胃液出、入量的平衡及洗出液的性质、颜色、气味	6	一处不符合要求扣1分	

续表

程序	规范项目	分值/分	评分标准	得分
操作流程	洗胃毕，关闭胃管末端，揭去胶布；用纱布包裹近鼻孔处的胃管，边拔边用纱布擦胃管；拔到咽喉处时嘱患者屏气并快速拔除	6	一处不符合要求扣2分	
	取走弯盘，清洁患者的口、鼻、面部，取走一次性中单、治疗巾，脱手套	4	一处不符合要求扣1分	
	询问患者对操作的感受，告知注意事项	2	一处不符合要求扣1分	
	协助患者取舒适体位，整理床单元和用物，致谢	3	一处不符合要求扣1分	
	洗手	1	未洗手扣1分	
	签名，记录(灌洗液的名称、量及洗出液的数量、颜色、气味)	6	未签名扣0.5分；记录不符合要求一处扣0.5分	
操作后评价	按消毒技术规范要求分类处理使用后的物品	3	不符合要求扣3分	
	指导患者：告知洗胃过程中的配合要点、注意事项	5	一处不符合要求扣1分	
	语言通俗易懂、态度和蔼、沟通有效	3	一处不符合要求扣1分	
	全过程动作熟练、规范、符合操作原则	3	一处不符合要求扣1分	
回答问题	目的：①清除毒物；②减轻胃黏膜水肿，预防感染；③为特殊检查和手术做准备	3	一处回答不全或回答错误扣1分	
	注意事项：具体如下。①插管动作要轻柔，勿损伤食管或误入气管。证实胃管在胃内的方法：a. 将胃管末端连接注射器并抽吸，有胃液抽出，置听诊器于胃部，用注射器从胃管注入10 mL空气，听到气过水声；b. 当患者呼气时，将胃管末端置于有液体的水杯中，无气泡逸出。②如患者是中毒患者，则当中毒物质不明时，应抽取胃内容物送检，洗胃溶液可暂时用温开水或等渗生理盐水，待毒物性质明确后再采用对抗剂洗胃；对急性中毒、能配合者，应迅速采用口服催吐法催吐。③在洗胃过程中，应密切观察患者的生命体征及有无异常情况，如患者出现腹痛、流出血性液体或虚脱表现，则应立即停止操作，	10	一处回答不全或回答错误扣2分	

续表

程序	规范项目	分值/分	评分标准	得分
回答问题	并通知医生进行处理。④每次灌入量不得超过 500 mL，注意记录灌注液的名称、量，洗出液的数量、颜色、气味。⑤对吞服强酸或强碱类腐蚀性药物的患者，切忌洗胃；对消化道溃疡、食管梗阻、食管静脉曲张、胃癌等的患者，一般不洗胃；对急性心肌梗死、重症心力衰竭、严重心律失常和极度衰竭的患者，不宜洗胃；对昏迷患者，洗胃应谨慎	10	一处回答不全或回答错误扣 2 分	
总分	—	100	—	

（肖泽凤）

模块 13　标本采集技术

任务 45　血标本采集技术

一、基本信息

血标本采集技术的基本信息见表 45－1。

表 45－1　血标本采集技术的基本信息

项目	基本内容
任务名称	血标本采集技术
任务学时	2 学时
任务目的	1. 用于测定血清酶、脂类、电解质和肝功能。 2. 用于测定血液中某些物质的含量，如血糖、尿素氮、尿酸、肌酐、肌酸、血氨等
案例导入	患者，男，23 岁，自诉“疲乏无力、恶心、厌食 1 周”。查体：体温 36.3 ℃，脉搏 78 次/分，呼吸 20 次/分，血压 118/62 mmHg。医嘱：查肝功能、肾功能、电解质、凝血四项及血常规。请为该患者实施血标本采集
任务分析	1. 血标本种类分析：肝功能、肾功能及电解质属于血液生化检查，为血清标本，应使用普通干燥试管进行采集；凝血四项为全血标本，应使用枸橼酸钠管进行采集；血常规为全血标本，应使用乙二胺四乙酸(EDTA)抗凝管进行采集。 2. 血标本采集时间分析：血常规、凝血四项检查对采血时间无严格要求，而肝功能、肾功能、电解质等血液生化检查，一般要求早晨空腹、安静时采血。针对案例中的患者，为避免对其进行多次静脉穿刺，可于次日早晨空腹采血
学习任务	1. 能根据医嘱选择合适的血标本采集方式。 2. 能选择合适的静脉，正确地实施血标本采集。 3. 在操作中能与患者有效沟通，关心、体贴患者，养成严谨求实的工作态度

二、工作流程

(一)操作流程

血标本采集技术的操作流程见图 45－1。

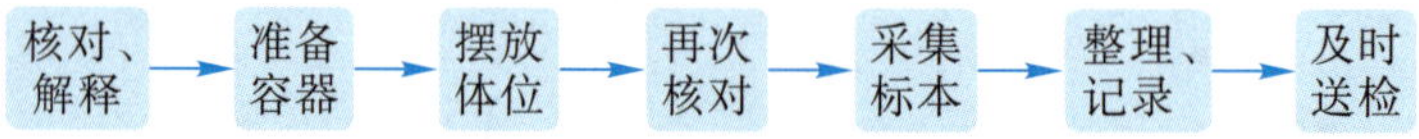

核对、解释 → 准备容器 → 摆放体位 → 再次核对 → 采集标本 → 整理、记录 → 及时送检

图 45－1 血标本采集技术的操作流程

（二）操作步骤

血标本采集技术的操作步骤见表 45－2。

表 45－2 血标本采集技术的操作步骤

操作步骤	具体内容
护理评估	1. 评估患者的病情、治疗情况、意识状态、肢体活动情况。 2. 评估患者对血标本采集技术的认知、配合程度。 3. 评估患者需要检查的项目、采血量及是否需要做特殊准备。 4. 评估患者采集部位的皮肤、血管情况
护理计划	1. 患者准备：患者需了解采集静脉血标本的目的、配合要点，做生化检查时患者应空腹。 2. 护士准备：保持着装整洁，洗手，戴口罩，必要时戴手套。 3. 环境准备：环境安静、整洁、空气清新。 4. 用物准备：贴有患者信息条形码的真空试管（按需准备）、注射盘（内备消毒液、棉签、止血带、真空采血针、小垫枕、胶布）等（图 45－2）
护理实施	1. 两人核对医嘱及贴有条形码的采血管。 2. 评估患者：持采血管与患者核对（先核对床头卡）。"您好！我是今天的当班护士，可以告诉我您的床号和姓名吗？我能核对一下您的腕带吗？为了协助诊断、治疗，遵医嘱要为您采集血标本，昨天跟您交代了不能进食，您还没有吃东西吧？请您稍等，我先去准备用物，一会过来给您采血。" 3. 洗手，戴口罩。 4. 再次检查试管是否正确。 5. 备齐用物后携至床旁，再次核对并解释。 6. 将患者安置于舒适体位。 7. 选择合适的血管，垫小垫枕，在穿刺点上方 6 cm 处扎止血带，嘱患者握拳，消毒穿刺部位皮肤。 8. 拿出采血管，按注入顺序摆放，拿出采血针，以 15°～30°进针，见回血后，压低角度进针少许，用胶布固定针翼。 9. 依次将采血针的另一端刺入采血管内，让血液沿管壁缓慢流至所需的量，需摇匀抗凝管，对干燥管，采集后应直立放置。 10. 采血毕，揭开胶布，拔除采血针，用无菌干棉签按压穿刺处 2～3 min，直至不出血。 11. 整理床单位和用物，协助患者取舒适体位。 12. 洗手，记录。 13. 将标本及时送检

续表

操作步骤	具体内容
护理评价	1. 按消毒技术规范要求分类处理使用后的物品。 2. 正确指导患者：①按照检验要求，指导患者做好采血前准备；②采血后，告知患者正确的按压方法。 3. 语言通俗易懂、态度和蔼、沟通有效。 4. 全过程动作熟练、规范、符合操作原则
注意事项	1. 如一次穿刺失败，则需重新穿刺，此时应更换穿刺部位及注射器。 2. 需空腹采血时，应提前通知患者。 3. 根据检查目的的不同选择合适的容器。 4. 严禁在输液、输血针头处抽取血标本。 5. 如需同时抽取不同种类的血标本，则应先注入血培养瓶，再注入抗凝管，最后注入干燥试管。将血液注入培养瓶前，应消毒瓶塞。 6. 应将标本及时送检

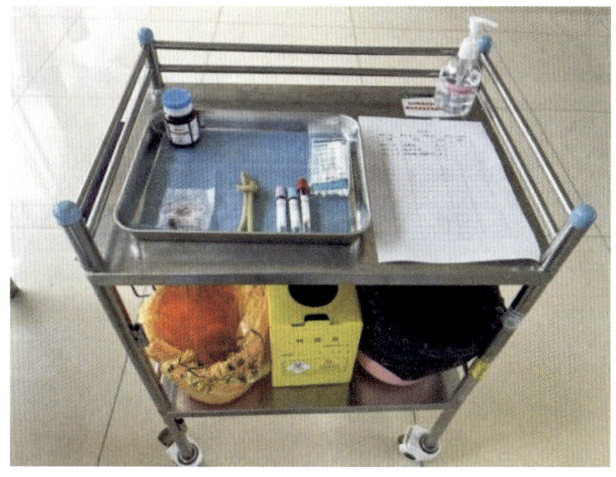

图 45－2　血标本采集技术的用物准备

三、多元评价

血标本采集技术的多元评价见表 45－3。

表 45－3　血标本采集技术的多元评价

评价项目/分	评价要点	分值/分	师评分/分	自评分/分	组评分/分	平均分/分	等级
学习态度（20）	按时完成自主学习任务	10					
	认真观摩示教	5					
	积极参与合作	5					
合作交流（30）	按流程规范操作	10					
	按小组分工合作练习	10					
	积极沟通	10					
学习效果（50）	按操作评分标准评价（附表 45－4、表 45－5），将 100 分折合为 50 分						
评分：			组长签名：		教师签名：		

四、评分标准

静脉血标本采集技术的评分标准见表 45－4；动脉血标本采集技术的评分标准见表 45－5。

表 45－4　静脉血标本采集技术的评分标准

程序	规范项目	分值/分	评分标准	得分
操作前准备	仪表端庄、着装整洁	2	一处不符合要求扣 1 分	
	核对医嘱、检验单	2	一处不符合要求扣 1 分	
	评估：①询问患者是否按照要求进行采血前准备，如是否空腹等；②评估患者的局部皮肤、血管情况；③解释操作目的，取得患者配合	12	一处不符合要求扣 4 分	
	洗手，戴口罩	2	一处不符合要求扣 1 分	
	准备用物：手消毒液、内铺清洁治疗巾的治疗盘、棉签、注射器（根据需要选择规格）、皮肤消毒剂、手套、止血带、垫巾、标本容器（根据检查项目选择干燥试管、抗凝管、血培养瓶或真空试管并贴检验标签）、锐器盒、盛污物容器，必要时备试管架、手套、酒精灯	8	一件不符合要求扣 0.5 分，扣完 8 分为止	

续表

程序	规范项目	分值/分	评分标准	得分
操作流程	携用物至床旁，核对患者的床号、姓名	2	一处不符合要求扣1分	
	协助患者取舒适体位，告知患者检验项目，将标本容器分类放置	6	一处不符合要求扣2分	
	选择合适静脉(必要时戴手套)，铺垫巾，在穿刺处上方6 cm处扎止血带	6	一处不符合要求扣2分	
	消毒皮肤	1	一处不符合要求扣1分	
	进针前核对患者的床号、姓名，确认无误	2	一处不符合要求扣1分	
	检查并取出一次性注射器，调节针头斜面向上，拉动活塞，嘱患者握紧拳头，绷紧皮肤，与皮肤呈适宜角度进针，刺入静脉	7	一处不符合要求扣1分	
	见回血后抽出适量血液，根据检查目的的不同，将标本置于不同容器中。①采全血标本时，取下针头，慢慢注入抗凝管中，轻轻转动试管，以防血液凝固。②取血清标本时，取下针头，缓慢注入干燥试管中，勿将泡沫注入，避免振荡，以防因红细胞破裂而造成溶血。③当使用一次性静脉采血针穿刺成功后，要用胶布固定针头，再将采血针的另一头刺入标本容器内；当需抽多管血标本时，应先返折标本容器处的针管，再将针头刺入另一标本容器中。④当采血培养标本时，培养瓶有密封瓶、三角烧瓶两种，以前者常用。对培养瓶的瓶口应用硅胶塞及纱布严密包封。注入密封瓶时，应除去瓶口铝盖中心部分，用消毒剂消毒瓶盖，更换针头后，将抽出的血液注入瓶内，轻轻摇匀；注入三角烧瓶时，应先将纱布松开，取出塞子，迅速在酒精灯火焰上消毒瓶口，注完血液后，先轻轻摇匀，再将硅胶塞经火焰消毒后塞好，扎紧封瓶纱布	16	一处不符合要求扣4分	
	嘱患者松开拳头，松止血带，将干棉签置于穿刺点处并迅速拔针，指导患者正确按压局部片刻	4	一处不符合要求扣1分	
	采血后核对患者、血标本，确认无误	2	一处不符合要求扣1分	

续表

程序	规范项目	分值/分	评分标准	得分
操作流程	询问患者对操作的感受，告知注意事项，观察采血局部情况	3	一处不符合要求扣1分	
	协助患者取舒适体位，整理床单元，致谢	3	一处不符合要求扣1分	
	洗手	1	未洗手扣1分	
	签名	1	未签名扣1分	
操作后评价	按消毒技术规范要求分类处理使用后的物品	3	不符合要求扣3分	
	正确指导患者：①按照检验要求，指导患者做好采血前准备；②采血后，指导患者采取正确的按压方法	4	一处不符合要求扣2分	
	语言通俗易懂、态度和蔼、沟通有效	2	一处不符合要求扣1分	
	全过程动作熟练、规范、符合操作原则	3	一处不符合要求扣1分	
回答问题	目的：采全血标本、血清标本	2	一处回答不全或回答错误扣1分	
	注意事项：①如一次穿刺失败，则重新穿刺时需更换部位及注射器；②如需空腹采血，则应提前通知患者；③根据检查目的的不同选择合适的容器；④严禁在输液、输血针头处抽取血标本；⑤如需同时抽取不同种类的血标本，则应先注入血培养瓶，再注入抗凝管，最后注入干燥试管，将血液注入培养瓶前，应消毒瓶塞并轻轻摇匀；⑥应将标本及时送检	6	一处回答不全或回答错误扣1分	
总分	—	100	—	

表45－5 动脉血标本采集技术的评分标准

程序	规范项目	分值/分	评分标准	得分
操作前准备	仪表端庄、着装整洁	2	一处不符合要求扣1分	
	核对医嘱、检验单	2	一处不符合要求扣1分	
	评估、解释：①询问患者的身体状况；②了解患者的吸氧状况或呼吸机参数的设置；③评估患者的局部皮肤及动脉搏动情况；④解释操作目的，取得患者配合	12	一处不符合要求扣3分	
	洗手，戴口罩	2	一处不符合要求扣1分	

续表

程序	规范项目	分值/分	评分标准	得分
操作前准备	准备用物：手消毒液、内铺清洁治疗巾的治疗盘、棉签、血气针、肝素液、5 mL 注射器、橡胶塞、无菌纱布、皮肤消毒剂、止血带、弯盘、垫巾、标本容器、手套	8	一件不符合要求扣 0.5 分，扣完 8 分为止	
操作流程	携用物至床旁，核对患者的床号、姓名	2	一处不符合要求扣 1 分	
	告知患者配合方法，协助其取舒适体位	4	一处不符合要求扣 2 分	
	取血气针或 5 mL 注射器吸取肝素液，湿润后排尽	1	不符合要求扣 1 分	
	选择穿刺动脉(常用部位为桡动脉、肱动脉、股动脉、足背动脉等)，垫垫巾	2	一处不符合要求扣 1 分	
	消毒皮肤	2	不符合要求扣 2 分	
	检查并拆开血气针外包装，取出橡胶塞并置于弯盘内，检查、打开纱布并置于治疗盘内	3	一处不符合要求扣 1 分	
	进针前核对患者的床号、姓名，确认无误	2	一处不符合要求扣 1 分	
	左手戴无菌手套或消毒左手食指、中指，用消毒手指触动脉搏动处；确定动脉走向后，以两指固定动脉，右手持注射器在两指间垂直或与动脉呈 40°～45°迅速进针；将动脉血自动顶入血气针内；一般采血 1 mL左右，指导患者平静呼吸	12	一处不符合要求扣 3 分	
	拔针后，用无菌纱布垂直按压穿刺点，嘱患者垂直加压止血 5～10 min，保持穿刺点清洁、干燥	9	一处不符合要求扣 3 分	
	迅速将针头斜面刺入橡胶塞或专用凝胶针帽，以隔绝空气，轻轻转动血气针，使肝素液与血液混匀	3	一处不符合要求扣 1 分	
	采血后核对患者、血标本，确认无误	2	一处不符合要求扣 1 分	
	询问患者对操作的感受，告知注意事项	2	一处不符合要求扣 1 分	
	协助患者取舒适体位，整理床单元和用物，致谢	3	一处不符合要求扣 1 分	
	洗手	1	未洗手扣 1 分	
	签名，记录	2	一处不符合要求扣 1 分	

续表

程序	规范项目	分值/分	评分标准	得分
操作后评价	按消毒技术规范要求分类处理使用后的物品	3	一处不符合要求扣 1 分	
	正确指导患者：①指导患者抽血时尽量放松，平静呼吸，以免影响血气分析结果；②采血后，指导患者正确按压穿刺点，保持穿刺点清洁、干燥	6	一处不符合要求扣 3 分	
	语言通俗易懂、态度和蔼、沟通有效	3	一处不符合要求扣 1 分	
	全过程动作熟练、规范、符合操作原则	3	一处不符合要求扣 1 分	
回答问题	目的：动脉血气分析、细菌培养	2	一处回答不全或回答错误扣 1 分	
	注意事项：①严格执行无菌操作，预防感染；②压迫穿刺部位，直至不出血；③若饮热水、洗澡、运动，则需休息 30 min 后再采血，以免影响结果；④进行血气分析时，注射器内勿有空气；⑤有出血倾向者慎用；⑥如使用注射器采血，则应先铺无菌治疗盘，再用 0.5 mL(每支 12500 U)肝素液湿润注射器，排尽空气，置于无菌治疗盘内，写好铺盘时间，备用；⑦应将标本及时送检	7	一处回答不全或回答错误扣 1 分	
总分	—	100	—	

（韦秀才，覃丽锦）

任务 46　痰标本采集技术

一、基本信息

痰标本采集技术的基本信息见表 46－1。

表 46－1　痰标本采集技术的基本信息

项目	基本内容
任务名称	痰标本采集技术
任务学时	2 学时

续表

项目	基本内容
任务目的	1. 常规标本：检查痰液的一般性状，涂片检查痰内细菌、癌细胞、虫卵等。 2. 培养标本：检查痰液中的致病菌或做药物敏感试验。 3. 24 h 标本检查：24 h 痰液的性状及量，观察痰液的性状，协助诊断
案例导入	患者，男，67 岁，气急、咳嗽、咳痰 1 年半，痰中带血 1 周，时有胸闷，晚间盗汗。查体：体温 37.4°C，脉搏 80 次/分，呼吸 20 次/分，血压 105/70 mmHg，消瘦。X 线胸片：锁骨下片状、絮状阴影，边缘模糊。初步诊断：浸润性肺结核。今日下午 5 点收入我院感染科。医嘱：痰液结核菌检查，连续 3 d 晨起留取痰液标本
任务分析	该病例因初步诊断为浸润性肺结核，需要连续 3 d 晨起留取痰液标本，嘱患者晨起后先用漱口水漱口，再用清水漱口，深呼吸数次后用力咳出气管深处的痰液，将痰液吐入无菌集痰器内，加盖
学习任务	1. 熟练掌握指导患者留取痰液的方法和注意事项。 2. 经过练习，能够熟练掌握有效咳嗽的方法及指导患者的方法。 3. 操作前、后能与患者有效沟通，指导过程中严谨、认真。关爱、尊重患者，提供人性化的采集和护理

二、工作流程

(一)操作流程

痰标本采集技术的操作流程见图 46－1。

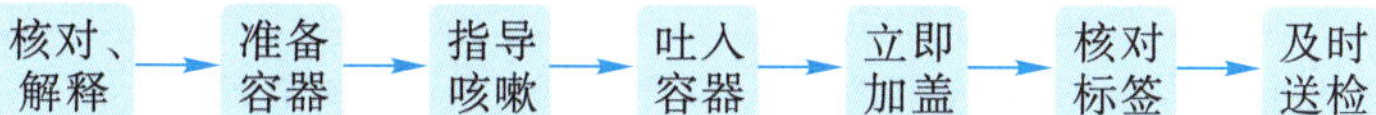

图 46－1　痰标本采集技术的操作流程

(二)操作步骤

痰标本采集技术的操作步骤见表 46－2。

表 46－2　痰标本采集技术的操作步骤

操作步骤	具体内容
护理评估	1. 评估患者的病情、临床诊断、治疗及检验目的。 2. 评估患者的意识状态、心理状态及合作程度
护理计划	1. 患者准备：了解痰标本采集的目的、方法、注意事项及配合要点，漱口。 2. 护士准备：保持着装整洁，修剪指甲，洗手，戴口罩。 3. 环境准备：病房安静，整洁，温、湿度适宜，光线充足。 4. 用物准备：检验单、手消毒剂、漱口液、无菌痰盒等

续表

操作步骤	具体内容
护理实施	1. 双人核对医嘱及检验单。 2. 评估患者：持检验单与患者核对(核对床头卡)。“您好！我是今天的当班护士，您能告诉我您的床号和姓名吗？我能核对一下您的腕带吗？根据您的病情，遵医嘱需要您留取晨起痰标本，您以前留取过痰标本吗？没有是吗？请不要担心，留取痰标本很简单，您能否自行咳嗽、咳痰？好的，您根据我的指导配合我就可以了。” 3. 双人再次核对医嘱、检验单。 4. 洗手，戴口罩。 5. 携用物至床旁，再次核对患者。 6. 协助患者取合适体位。“您先用漱口液漱口，再用清水漱口，我帮您拍背，这样有利于痰液咳出，请深吸气。深呼吸数次后，您用力咳出气管深处的痰液于无菌痰液收集器内。”盖好瓶盖。“您现在有什么不舒服吗？请您休息一会，如果有任何不适，则请您按呼叫器。谢谢您的配合！” 7. 再次核对，安置患者于舒适体位。 8. 观察患者是否有不适。 9. 整理床单元。 10. 清理用物，洗手，记录，签名。 11. 及时送检
护理评价	1. 操作规范、熟练、节力。 2. 痰标本符合要求，未混入唾液、漱口水及鼻涕。 3. 体现人文关怀。 4. 患者及其家属知晓所告知的事项，对服务满意。
注意事项	1. 护士在采集过程中要注意根据检查目的选择正确的容器。 2. 当患者做痰培养及痰找瘤细胞检查时，应及时送检。 3. 痰标本采集应选择在晨起饭前进行，要求留取气管深部的第 1 口痰液，以保障标本质量。 4. 留取痰培养标本时，应严格执行无菌操作原则，避免因操作不当而污染标本，影响检验结果。 5. 注意漱口的质量，要有效去除口腔中的杂质，不可将唾液、漱口水、鼻涕等混入痰中。 6. 留取 24 h 痰标本时，需将 24 h 痰液留在容器中，并在容器上注明起止时间

三、多元评价

痰标本采集技术的多元评价见表 46 – 3。

表 46－3 痰标本采集技术的多元评价

评价项目/分	评价要点	分值/分	师评分/分	自评分/分	组评分/分	平均分/分	等级
学习态度（20）	按时完成自主学习任务	10					
	认真观摩示教	5					
	积极参与合作	5					
合作交流（30）	按流程规范操作	10					
	按小组分工合作练习	10					
	积极沟通	10					
学习效果（50）	按操作评分标准评价（表 43－4、表 43－5），将 100 分折合为 50 分						
评分：		组长签名：		教师签名：			

四、评分标准

中心吸引装置痰标本采集技术的评分标准见表 43－4；电动吸引器痰标本采集技术的评分标准见表 43－5。

（石慧玲，覃丽锦）

任务 47 咽拭子标本采集技术

一、基本信息

咽拭子标本采集技术的基本信息见表 47－1。

表 47－1 咽拭子标本采集技术的基本信息

项目	基本内容
任务名称	咽拭子标本采集技术
任务学时	2 学时
任务目的	从咽部及扁桃体部采集分泌物，做细菌培养或病毒分离，以协助诊断
案例导入	患者，男，46 岁，因发热、无力、干咳，鼻塞、流涕等来医院就诊。查体：体温 37.9 ℃，脉搏 84 次/分，呼吸 20 次/分，血压 130/72 mmHg，神志清楚。医嘱：咽拭子标本采集
任务分析	对于咽拭子的检测采集，一般在清晨进行采集，先让患者漱口，清除口腔中的杂物，同时采取咽部的分泌物进行标本留取。采集过程中医务人员要做好个人防护工作，

续表

项目	基本内容
任务分析	用培养管内的消毒长棉签在患者咽喉部进行轻轻擦拭，从而提取分泌物。咽拭子检测还可以对肺炎、咽喉炎及其他疾病进行相应的检查，从而诊断疾病
学习任务	1. 护士操作熟练、规范，标本留取方法正确，无菌观念强。 2. 患者在留取标本的过程中安全，无不适。 3. 医患沟通有效，患者积极配合，顺利完成操作

二、工作流程

(一)操作流程

咽拭子标本采集技术的操作流程见图 47－1。

准备用物
核对、解释
暴露咽喉
取分泌物
消毒试管
整理用物
及时送检

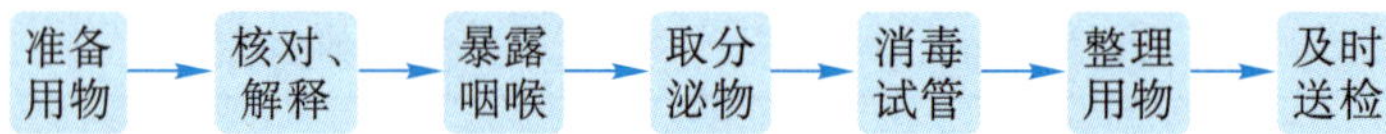

图 47－1 咽拭子标本采集技术的操作流程

(二)操作步骤

咽拭子标本采集技术的操作步骤见表 47－2。

表 47－2 咽拭子标本采集技术的操作步骤

操作步骤	具体内容
护理评估	1. 评估患者的病情、临床诊断及治疗。 2. 评估患者的意识状态、心理状态及合作程度
护理计划	1. 患者准备：了解咽拭子标本采集的目的、方法、注意事项及配合要点，进食 2 h 后再采集标本。 2. 护士准备：保持着装整洁，洗手，戴口罩。 3. 环境准备：环境清洁、舒适、光线充足。 4. 用物准备：具体如下(图 47－2)。①治疗车上层：治疗盘内备无菌咽拭子培养管、酒精灯、打火机、压舌板、检验单、治疗盘、手消毒剂。②治疗车下层：生活垃圾桶、医疗垃圾桶
护理实施	1. 双人核对医嘱及检验单。 2. 评估患者：持医嘱单、检验单与患者核对(核对床头卡)。“您好！我是今天的当班护士，请您告诉我您的床号和姓名，好吗？我能核对一下您的腕带吗？您现在感觉怎么样？根据您的病情，遵医嘱要为您采集咽拭子标本，采集时请您配合我，好吗？您近 2 h 内进食了吗？采集时咽部可能会有恶心等不适，请不要紧张。现在，我帮您检查一下口腔情况，好吗？请您稍等，我去准备用物，马上回来。” 3. 洗手，戴口罩。 4. 核对医嘱、化验单、无菌咽拭子采集管条形码。

续表

操作步骤	具体内容
	5. 备齐用物，携至患者旁。“您好！我再次核对一下您的腕带。”查对医嘱单、条形码信息和腕带(床号、姓名、性别、住院号)。“这次咽拭子标本采集是为了做细菌培养，以协助诊断。采集时咽部可能会有不适，请不要紧张。请您头向后仰，张口，配合我发‘啊’的声音，好吗？请让我帮您取合适体位。” 6. 再次核对，认真核对标本条形码、所备采集管与检验项目是否相符，无误后将条形码贴于采集管上。 7. 进行手消毒，站于患者一侧，取拭子，右手持拭子的后 1/3 处，嘱患者头向后仰，张口，暴露口咽部，露出两侧扁桃体，嘱患者发“啊”声，将拭子越过舌根，在被采集者两侧扁桃体稍微用力地来回擦拭至少 3 次，然后再在咽后壁上下擦拭至少 3 次。 8. 在酒精灯火焰上消毒采集管口及管塞，将拭子头浸入病毒保存液，可以用病毒采集管的管帽辅助折断拭子尾部，旋紧管帽。 9. 采集完毕，再次核对患者与条形码信息，完善标本送检单。将采集管放入标本密封袋，拉紧密封条，再放入 4 ℃标本转运箱内。 10. 询问患者感受，交代注意事项，协助患者取舒适卧位。 11. 快速用手消毒液喷手，推治疗车回治疗室，用消毒液擦拭治疗车、治疗盘、治疗盘，晾干，备用。 12. 及时送检
护理评价	1. 护士操作熟练、规范，标本留取方法正确，无菌观念强。 2. 患者在留取过程中安全、无不适。 3. 护患沟通有效，患者积极配合，顺利完成操作
注意事项	1. 采集标本时，方法正确，防止因标本污染而影响检验结果。 2. 操作时动作准确、迅速，注意不要将棉签触及其他部位，以免刺激患者，引起呕吐或咽部不适。 3. 将标本用于真菌培养时，应在口腔溃疡面上取分泌物。 4. 避免在进食 2 h 内采集标本，以防引起呕吐

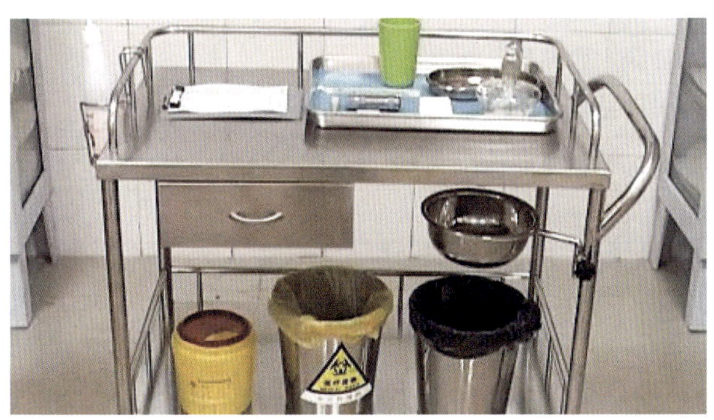

图 47－2 咽拭子标本采集技术的用物准备

三、多元评价

咽拭子标本采集技术的多元评价见表 47－3。

表 47－3　咽拭子标本采集技术的多元评价

评价项目/分	评价要点	分值/分	师评分/分	自评分/分	组评分/分	平均分/分	等级
学习态度（20）	按时完成自主学习任务	10					
	认真观摩示教	5					
	积极参与合作	5					
合作交流（30）	按流程规范操作	10					
	按小组分工合作练习	10					
	积极沟通	10					
学习效果（50）	按操作评分标准评价（表 47－4），将 100 分折合为 50 分						
评分：		组长签名：			教师签名：		

四、评分标准

咽拭子标本采集技术的评分标准见表 47－4。

表 47－4　咽拭子标本采集技术的评分标准

项目	评分细则	评分等级			得分
		A	B	C	
仪表	仪表端庄、服装整洁	5	4	3	
沟通技巧	表情自然，语言亲切、流畅、通俗易懂，能完整体现护理要求	5	4	3	
评估与指导	了解患者的病情、口腔黏膜和咽部感染情况	5	4	3	
	向患者解释，取得配合	5	4	3	
	告知患者检查目的、采集方法、采集时间	5	4	3	
操作前准备	核对医嘱，做好准备	5	4	3	
	备齐用物，放置合理	5	4	3	
	洗手，必要时戴手套、口罩	5	4	3	

续表

项目	评分细则	评分等级			得分
		A	B	C	
操作过程	先用水漱口，张口发“啊”音，必要时使用压舌板	5	4	3	
	用拭子擦拭两腭弓、咽及扁桃体，动作轻柔、迅速	5	4	3	
	将试管口在酒精灯火焰上有效消毒	5	4	3	
	将拭子插入试管，塞紧瓶塞	5	4	3	
	注明标本留取时间，及时送检	5	4	3	
	分类整理用物	4	3	2	
	协助患者取舒适卧位	4	3	2	
	洗手	3	1	1	
	记录	2	1	0	
操作后评价	核对正确	4	3	2	
	患者配合	2	1	0	
	取标本过程无污染	3	2	1	
回答问题	咽拭子标本采集技术的目的	4	3	2	
	咽拭子标本采集过程中的注意事项	4	3	2	
总分	—	—	—	—	

（石慧玲）

任务48　尿标本采集技术

一、基本信息

尿标本采集技术的基本信息见表48－1。

表48－1　尿标本采集技术的基本信息

项目	基本内容
任务名称	尿标本采集技术
任务学时	2学时
任务目的	1. 用于尿液常规检查。 2. 检查有无细胞和管型，特别是检查各种有形成分和测定尿蛋白、尿糖等
案例导入	患者，女，38岁，1个月前突患急性肠梗阻，接受手术治疗，手术顺利，恢复较好。近1周出现右上腹疼痛、腹胀、食量减少、尿液呈浓茶色。医嘱：尿常规检查

续表

项目	基本内容
任务分析	该患者是女性未绝经患者，采集尿标本时，应避免经血、白带、粪便等混入。留取标本后，应及时(不超过 2 h)送检，以免发生细菌繁殖、细胞溶解或被污染等。指导患者留取尿标本时，应做好解释工作
学习任务	1. 学生熟练掌握尿常规标本采集的流程。 2. 经过练习，学生能够熟练、准确、无误的采集患者的尿标本。 3. 操作前后能和患者有效沟通，关爱、保护患者隐私，进行人性化的护理

二、工作流程

(一)操作流程

尿标本采集技术的操作流程见图 48 - 1。

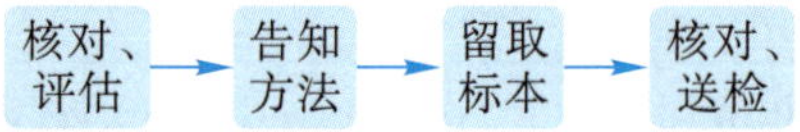

核对、评估 → 告知方法 → 留取标本 → 核对、送检

图 48 - 1　尿标本采集技术的操作流程

(二)操作步骤

尿标本采集技术的操作步骤见表 48 - 2。

表 48 - 2　尿标本采集技术的操作步骤

操作步骤	具体内容
护理评估	1. 评估患者的一般情况，如年龄、病情、治疗经过及局部情况。 2. 评估患者的认知反应，如对尿标本采集的认知、心理状态、自理能力及合作程度
护理计划	1. 患者准备：理解尿标本采集的目的、意义和方法，乐意配合。 2. 护士准备：保持着装整洁，洗手。 3. 环境准备：环境清洁、安全、舒适、光线充足、能保护患者隐私。 4. 用物准备：治疗盘、无菌弯盘、条形码、尿标本容器、尿杯、手消毒液、一次性手套、化验单
护理实施	1. 双人核对医嘱、化验单，打印条形码。 2. 评估患者：持化验单与患者核对(核对床头卡)。“您好！我是今天的当班护士，请问您能告诉我您的床号和姓名吗？我能核对一下您的腕带吗？根据病情需要，医生给您开了尿常规标本化验。您能配合我留取尿标本吗？您现在是否在月经期？您现在有尿液吗？您可以自己上厕所吗？那您先稍等一下，我现在过去准备用物，等下我会过来协助您留取尿标本。” 3. 洗手，戴口罩。 4. 双人再次核对医嘱、化验单。

续表

操作步骤	具体内容
护理实施	5. 备齐用物后携至床旁，核对并解释。持化验单与患者核对。"我现在教您留取尿标本的方法，等下您排尿时尿液的前一段和后一段不要，将中间那一段留于这个一次性尿杯中留好后拧紧盖子。我会把您留好的尿标本及时送去检查。 6. 洗手，戴手套。 7. 协助患者去厕所留取尿标本。 8. 再次查对患者信息，将条形码标签贴于尿标本容器上，注明留取时间。将留取的尿标本放置于弯盘内，脱手套，洗手。 9. 安置患者于舒适体位，整理床单位和用物。 10. 洗手，记录，签名。 11. 立即送检
护理评价	1. 无菌观念强，采集标本准确无误。 2. 关爱患者，能与患者有效沟通，患者满意

三、多元评价

尿标本采集技术的多元评价见表 48－3。

表 48－3 尿标本采集技术的多元评价

评价项目/分	评价要点	分值/分	师评分/分	自评分/分	组评分/分	平均分/分	等级
学习态度（20）	按时完成自主学习任务	10					
	认真观摩示教	5					
	积极参与合作	5					
合作交流（30）	按流程规范操作	10					
	按小组分工合作练习	10					
	积极沟通	10					
学习效果（50）	按操作评分标准评价（表 48－4），将 100 分折合为 50 分						
评分：		组长签名：		教师签名：			

四、评分标准

尿标本采集技术的评分标准见表 48－4。

表 48－4　尿标本采集技术的评分标准

操作项目	操作内容	分值/分	得分
操作目的	正确留取尿标本，为病情诊断、治疗及护理提供依据	5	
评估要点	评估患者的病情、意识、生活自理能力、排尿情况及配合程度	5	
操作准备	患者准备：理解采集尿标本的目的、意义和方法，乐意配合	4	
	护士准备：保持着装整洁，洗手	4	
	环境准备：环境清洁、安全、舒适、光线充足、能保护患者隐私	4	
	用物准备：治疗盘、无菌弯盘、条形码、尿标本容器、尿杯、手消毒液、一次性手套、化验单	8	
操作步骤	核对医嘱、化验单、标本容器上的条形码(核对床号、姓名、住院号、诊断结果)	4	
	核对床号、姓名、住院号、诊断结果，告知尿标本采集的目的、方法，做好解释	10	
	洗手，戴口罩	2	
	备齐用物，携至患者床旁，再次核对床号、姓名、住院号、腕带，向患者解释，取得合作	6	
	酌情关闭门窗，用屏风遮挡患者	4	
	指导患者正确留取尿标本：①对可下床的患者，给予容器，交代正确留取清晨第 1 次(中段)尿 10～50 mL 于标本容器内；②对行动不便的患者，协助其在床上使用便器，留取足量尿液于容器内，送检；③对尿潴留患者，必要时可通过导尿管留取尿液标本；④对留置导尿管的患者，先放空尿袋内的尿液，待重新有尿液排出后，再打开尿袋下方的开关留取尿标本	14	
	将条形码标签贴于尿标本容器上，注明留取时间；观察尿液的颜色、性状等	4	
	脱手套，用手消毒液消毒双手，待干，再次核对，为患者进行健康教育	6	
	处理用物，洗手，脱口罩	4	
	按要求及时送检尿标本	2	
	记录	2	
	7 min 内完成	2	

续表

操作项目	操作内容	分值/分	得分
指导要点	留取尿标本前不宜过多饮水	2	
	清晨留取尿标本前不宜剧烈运动	2	
	女性患者月经期内应避免混入经血	2	
	留取尿比重标本时，尿标本量需增加 50 mL	2	
	在留取尿标本的过程中，应避免污染	2	
总分	—	100	

五、知识拓展

尿培养标本采集技术见表 48－5；24 h、12 h、3 h 尿标本采集技术见表 48－6。

表 48－5 尿培养标本采集技术

操作项目	操作内容
采集指征	1. 有典型的尿路感染症状。 2. 出现肉眼脓尿或血尿。 3. 尿常规检查表现为白细胞或亚硝酸盐阳性。 4. 出现不明原因的发热，无其他局部症状。 5. 留置导尿管的患者出现发热。 6. 膀胱排空功能受损。 7. 泌尿系统疾病手术前
采集时间	在应用抗生素前或停药 1～2 d 后采集尿标本，最好采集清晨第 1 次尿液或者采集在膀胱内潴留 6～8 h 的尿液。采集尿标本时，一定要防止尿道口被污物、粪便、阴道分泌物等污染
采集方法	中段尿采集法：①对女性采样前，应先用肥皂水或 0.1% 高锰酸钾溶液冲洗外阴部及尿道口，用无菌纱布或无菌纸巾擦干；②对男性采样时，需翻转包皮冲洗，用 0.1% 新洁尔灭消毒尿道口，用无菌纱布或无菌纸巾拭干；③用无菌广口瓶收集中段尿 10～15 mL，立即加盖送检
	导尿采集法：按常规方法对会阴局部进行消毒后，用导尿管直接经尿道插入膀胱，采集导尿管内的尿液 5～10 mL 于无菌容器中。此方法可防止尿液标本污染，准确反映膀胱感染情况，但有可能将下尿道的细菌引入膀胱，导致继发感染，一般不提倡使用
	耻骨上膀胱穿刺采集法：使用无菌注射器，直接从耻骨上经皮肤穿入膀胱吸取尿液，是评估膀胱内细菌感染的“金标准”，但有一定的痛苦，患者难以接受，主要用于厌氧菌培养或对留取尿标本困难的婴儿采集尿标本时

续表

操作项目	操作内容
采集方法	小儿收集包采集法：对于无自控能力的小儿，可用收集包收集尿液。因为这种装置很难避免会阴部菌群污染，可能会产生假阳性，所以只有在检验结果为阴性时才有意义。如果检验结果为阳性，则应结合临床进行分析，必要时可使用耻骨上膀胱穿刺采集法或导尿采集法留取尿标本进行复检
	留置导尿管采集法：①分离导尿管和尿袋，消毒导尿管末端，放出少量尿液后留取标本；②应先消毒导尿管与注水处分叉外下端，按无菌操作原则，用 10 mL 注射器穿刺导尿管，吸取 10 mL 尿液并弃去，再换另一个新的 10 mL 注射器穿刺导尿管，吸取 10 mL 尿液，注入尿培养瓶；③操作时应防止混入消毒剂，注意不能从尿液收集袋中采集尿液
采集容器	1. 应由不与尿液成分发生反应的惰性材料制成。 2. 洁净、无菌、加盖、封闭、防渗漏。 3. 不含防腐剂和抑菌剂。 4. 广口，具有较宽的底部，容积应 >50 mL，盒盖易于开启
标本运送	采集后应及时送检标本、及时接种，室温下保存时间不得超过 2 h（夏季保存时间应适当缩短或冷藏保存），4 ℃冷藏保存时间不得超过 8 h，但应注意冷藏保存的标本不能用于淋病奈瑟菌培养
注意事项	1. 尿液收集要新鲜，放置时间不宜超过 1 h，否则细菌繁殖，可能会出现假阳性。 2. 膀胱内尿液停留时间短（不到 6 h），或饮水太多，稀释了尿液中的细菌，会影响结果的准确性。 3. 中段尿收集不符合标准，外阴消毒对尿培养影响很大，消毒液过多并混入尿标本，会抑制细菌生长，出现假阴性结果。 4. 若尿培养前曾使用抗生素，则可能会出现假阴性结果。 5. 当发生尿路感染时，排菌可呈间歇性，如慢性肾盂肾炎没有急性症状时，尿培养可为阴性，但在其急性发作时，尿培养则常为阳性。 6. 菌种不同，对菌落计数有影响

表 48－6　24 h、12 h、3 h 尿标本采集技术

操作项目	操作内容
操作目的	收集特定时间段的尿液总量，用以监测其中的特殊成分，协助诊断，为治疗、护理提供依据
评估要点	1. 评估患者的病情、意识状态及生命体征等。 2. 评估患者的排尿情况。 3. 评估患者的心理状况、沟通能力、理解能力及合作能力
操作准备	干燥、清洁、带盖的大口容器，相应的防腐剂，纸巾，治疗巾，手套，屏风等

续表

操作项目	操作内容
操作步骤	1. 核对医嘱、试管信息、患者信息。 2. 评估患者的排尿情况、膀胱充盈度，了解有无尿管及膀胱造瘘管。 3. 告知患者及其家属留取尿标本的目的、方法及配合要点。 4. 按要求备齐用物，再次核对患者腕带及标本容器上的信息，确认一致。需在收集标本的容器上注明收集的起止时间、患者信息、标本项目等。 5. 嘱患者于收集尿液开始前排空膀胱。 6. 按要求正确留取尿标本。24 h 尿标本指从当日晨 7 时至次日晨 7 时的尿标本；12 h尿标本指从当晚 7 时至次日晨 7 时的尿标本；3 h 尿标本指从当日晨 5 时至晨 8 时的尿标本。 7. 患者排第 1 次尿后即加入防腐剂，使之与尿液混合。 8. 再次核对，将信息标签贴于尿液收集器上，注明留取时间。 9. 整理床单位，协助患者取舒适体位，询问患者需要。 10. 处理用物，洗手，脱口罩，记录。 11. 按要求送检尿标本。 12. 7 min 内完成
指导要点	1. 指导患者正确地将每一次的尿液集中在事先准备好的统一的大口容器中。 2. 指导患者及其家属，如有不适或疑问，则请及时通知护士

（覃俏理）

任务 49　粪便标本采集技术

一、基本信息

粪便标本采集技术的基本信息见表 49 – 1。

表 49 – 1　粪便标本采集技术的基本信息

项目	基本内容
任务名称	粪便标本采集技术
任务学时	2 学时
任务目的	用于粪便常规检查，如检查粪便的性状、颜色等
案例导入	患者，女，36 岁，间歇性上腹部疼痛 4 年，近几日疼痛加重，饥饿时明显。医嘱：做粪便常规检查
任务分析	该患者未绝经，采集粪便标本时应避免经血、白带、尿液等混入。留取粪便标本前，应向患者做好解释工作。留取粪便标本后，应及时送检

续表

项目	基本内容
学习任务	1. 熟练掌握粪便标本采集的流程。 2. 经过练习，能够熟练、准确无误地采集患者的粪便标本。 3. 操作前、后能与患者有效沟通；操作中关爱、保护患者隐私，提供人性化的护理

二、工作流程

(二)操作流程

粪便标本采集技术的操作流程见图 49 – 1。

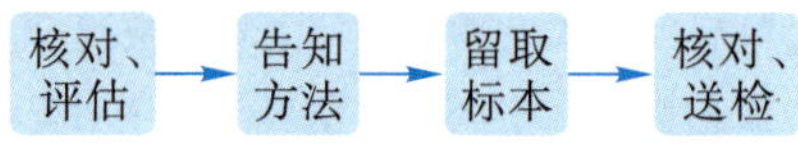

图 49 – 1　粪便标本采集技术的操作流程

(二)操作步骤

粪便标本采集技术的操作步骤见表 49 – 2。

表 49 – 2　粪便标本采集技术的操作步骤

操作步骤	具体内容
护理评估	1. 评估患者的年龄、病情、治疗经过及局部情况。 2. 评估患者对尿标本采集的认知、心理状态、自理能力及合作程度
护理计划	1. 患者准备：理解采集粪便标本的目的、意义和方法，乐意配合。 2. 护士准备：保持着装整洁，洗手。 3. 环境准备：环境清洁、安全、舒适、光线充足、能保护患者隐私。 4. 用物准备：治疗盘、无菌弯盘、条形码、检便盒(内附棉签或检便匙)、清洁便器、手消毒液、一次性手套、屏风、化验单
护理实施	1. 双人核对医嘱、化验单，打印条形码。 2. 评估患者：持化验单与患者核对(核对床头卡)。“您好！我是今天的当班护士，您能告诉我您的床号和姓名吗？我能核对一下您的腕带吗？根据病情，需要为您做粪便标本化验。您能配合我留取粪便标本吗？您现在是否在月经期？您现在排出的大便是什么样的呢？您现在想排大便吗？您可以自己上厕所吗？您稍等一下，我现在去准备用物，等下我会协助您留取粪便标本。您现在可以先去排一下小便，以免采集粪便标本时大小便混合，影响检查结果。” 3. 洗手，戴口罩。 4. 双人再次核对医嘱、化验单。 5. 备齐用物后，携至床旁，核对并解释。持化验单与患者核对(核对床头卡)。“我现在教您留取粪便的方法，等下您将大便排于这个清洁粪便容器内，不要混入尿液及其他杂物。我会把您留好的粪便标本及时送去检查。”

续表

操作步骤	具体内容
护理实施	6. 洗手，戴手套。 7. 再次核对患者信息，将条形码标签贴于粪便标本容器上，注明留取时间。 8. 打开检便盒，取一小勺大便中央部分或黏液、脓液便部分，将之置于标本盒中，扣紧盖子。 9. 将留取的粪便标本放置于弯盘内，脱手套，洗手。 10. 协助患者取舒适体位，整理床单位和用物。 11. 洗手，记录，签名。 12. 将粪便标本立即送检
护理评价	1. 无菌观念强，采集标本准确无误。 2. 关爱患者，能与患者有效沟通，患者满意

三、多元评价

粪便标本采集技术的多元评价见表 49－3。

表 49－3 粪便标本采集技术的多元评价

评价项目/分	评价要点	分值/分	师评分/分	自评分/分	组评分/分	平均分/分	等级
学习态度（20）	按时完成自主学习任务	10					
	认真观摩示教	5					
	积极参与合作	5					
合作交流（30）	按流程规范操作	10					
	按小组分工合作练习	10					
	积极沟通	10					
学习效果（50）	按操作评分标准评价（表 49－4），将 100 分折合为 50 分						
评分：		组长签名：			教师签名：		

四、评分标准

粪便常规标本采集技术的评分标准见表 49－4。

表 49－4　粪便常规标本采集技术的评分标准

操作项目	操作内容	分值/分	得分
操作目的	正确留取粪便标本，为病情诊断、治疗及护理提供依据	5	
评估要点	评估患者的病情、意识、生活自理能力、排便情况及配合程度	5	
操作准备	患者准备：理解采集粪便标本的目的、意义和方法，乐意配合。	4	
	护士准备：保持着装整洁，洗手。	4	
	环境准备：环境清洁、安全、舒适、光线充足、能保护患者隐私	4	
	用物准备：治疗盘、无菌弯盘、条形码、检便盒(内附棉签或检便匙)、清洁便器、手消毒液、一次性手套、屏风、化验单	8	
操作步骤	核对医嘱、化验单、标本容器上的条形码(核对床号、姓名、住院号、诊断结果)	4	
	核对床号、姓名、住院号、诊断结果，评估患者，告知标本采集的目的、方法并做好解释	10	
	洗手，戴口罩	2	
	备齐用物，携至患者床旁，再次核对床号、姓名、住院号、腕带，向患者解释，取得合作	6	
	酌情关闭门窗，用屏风遮挡患者	4	
	指导患者正确留取粪便标本：①对可下床的患者，给予容器，交代正确留取粪便标本于容器内；②对行动不便的患者，协助其在床上使用便器，留取足量粪便标本于容器内	14	
	将条形码标签贴于粪便标本容器上，注明留取时间；观察粪便的颜色、性状等	4	
	脱手套，用手消毒液消毒双手，待干，再次核对，为患者进行健康教育	6	
	处理用物，洗手，脱口罩	2	
	按要求及时送检粪便标本	2	
	记录	2	
	7 min 内完成	2	
指导要点	应取指头大小的粪便送检，并注意选取有脓血或其他异常外观的部分送检	2	
	女性患者月经期内应避免混入经血	2	
	取未接触便盆的大便，注意严格执行无菌操作原则	2	

续表

操作项目	操作内容	分值/分	得分
指导要点	应将所留取的标本放在检验科提供的一次性容器或清洁塑料瓶、玻璃瓶内送检，注意不要直接用纸张包裹或用棉签取	2	
	标本应新鲜，不可混入尿液、消毒剂及污水等，以免造成有形成分破坏、病原菌死亡和腐生性原虫污染。灌肠及服油类泻剂后的粪便常因过稀及混有油滴而影响检验结果，不适合用作检查标本	2	
	若是水样便，则应取絮状物约 2 mL	4	
总分	—	100	

五、知识拓展

粪便隐血试验标本采集技术见表 49－5；粪便寄生虫及虫卵标本采集技术见表 49－6；粪便培养标本采集技术见表 49－7。

表 49－5 粪便隐血试验标本采集技术

操作项目	操作内容
操作目的	检查粪便内肉眼看不见的微量血液，为治疗和护理提供依据
评估要点	1. 评估患者的病情、意识状态及生命体征等。 2. 评估患者的排便情况。 3. 评估患者的心理状况、沟通能力、理解能力及合作能力
操作准备	治疗盘、无菌弯盘、条形码、检便盒(内附棉签或检便匙)、清洁便器、手消毒液、一次性手套、化验单、屏风等
操作步骤	核对医嘱、试管信息、患者信息
	评估患者的排便情况、粪便性状。询问患者是否按照要求于标本采集 3 d 前进食肉类、鱼、动物肝、动物血、大量绿叶蔬菜等食物及含铁药物
	告知患者及其家属留取粪便标本的目的、方法及配合要点
	按要求备齐用物，再次核对患者腕带及标本容器上的信息，确认一致。在收集标本的容器上需注明收集的起止时间、患者信息、标本项目等
	嘱患者于收集粪便开始前排空膀胱
	按要求正确留取粪便标本。用检便匙取中央部分或黏液、脓血部分约 5 g，将之置于标本容器内。若为水样便，则应盛于容器中送检
	再次核对，将条形码标签贴于粪便收集器上，注明留取时间
	整理床单位和用物，协助患者取舒适体位，询问患者需要
	洗手，脱口罩，记录

续表

操作项目	操作内容
操作步骤	按要求送检粪便标本
	7 min 内完成
指导要点	嘱患者在采集标本 3 d 前进食肉类、鱼、动物肝、动物血、大量绿叶蔬菜等食物及含铁药物，以免出现假阳性反应
	指导患者及家属如有不适或疑问，请及时通知护士

表 49－6　粪便寄生虫及虫卵标本采集技术

操作项目	操作内容
操作目的	检查寄生虫成虫、幼虫及虫卵并计数等
评估要点	1. 评估患者的病情、意识状态及生命体征等。 2. 评估患者的排便情况。 3. 评估患者的心理状况、沟通能力、理解能力及合作能力
操作准备	治疗盘、无菌弯盘、条形码、标本容器(如玻璃小瓶、塑料盒)、棉签或检便匙，透明胶带、载玻片(蛲虫检查用)、清洁便器、手消毒液、一次性手套、化验单、屏风等
操作步骤	核对医嘱、试管信息、患者信息
	评估患者的排便情况、排便性状
	告知患者及其家属留取粪便标本的目的、方法及配合要点
	按要求备齐用物，再次核对患者腕带及标本容器上的信息，确认一致。在收集标本的容器上需注明收集的起止时间、患者信息、标本项目等
	嘱患者于收集粪便开始前排空膀胱
	按要求正确留取粪便标本。①检查寄生虫卵：患者排便于便盆中，取不同部位的带血或黏液的粪便 5～10 g，置于标本容器中。②检查蛲虫：嘱患者在睡前或清晨未起床前，将透明胶带粘在肛门周围，取下粘有虫卵的透明胶带，将粘有虫卵的胶带面粘在载玻片上或将胶带对合，立即送检。③检查阿米巴原虫：将便盆加温至人体体温，于患者排便后，将标本连同便盆立即送检
	再次核对，将条形码标签贴于粪便收集器上，注明留取时间
	整理床单位和用物，协助患者取舒适体位，询问患者需要
	洗手，脱口罩，记录
	按要求送检粪便标本
	7 min 内完成
指导要点	因阿米巴原虫在低温下会失去活力，难以找到，故查阿米巴原虫时要立即送检
	指导患者及其家属，如有不适或疑问，则请及时联系护士

表 49－7 粪便培养标本采集技术

操作项目	操作内容
操作目的	检查粪便中的致病菌
评估要点	1. 评估患者的病情、意识状态及生命体征等。 2. 评估患者的排便情况。 3. 评估患者的心理状况、沟通能力、理解能力及合作能力
操作准备	治疗盘、无菌弯盘、条形码、无菌培养瓶或试管、无菌棉签、消毒便盆、手消毒液、一次性手套、化验单、屏风等
操作步骤	核对医嘱、试管信息、患者信息
	评估患者的排便情况、排便性状
	告知患者及其家属留取粪便标本的目的、方法及配合要点
	按要求备齐用物，再次核对患者腕带及标本容器上的信息，确认一致。在收集标本的容器上需注明收集的起止时间、患者信息、标本项目等
	嘱患者于收集粪便开始前排空膀胱
	按要求正确留取粪便标本。①用无菌棉签取中央部分或黏液、脓血便部分，将之置于无菌培养瓶内，塞紧瓶塞。若患者无便意，则可用长无菌棉签蘸无菌生理盐水，由肛门插入 6～7 cm，沿同一方向轻轻旋转，退出，将棉签置于培养瓶内，塞紧瓶塞。②必要时可用无菌棉签蘸等渗生理盐水，由肛门插入 6～7 cm，轻轻转动棉签，取出粪便少许，插入培养试管中送检
	再次核对，将条形码标签贴于粪便收集器上，注明留取时间
	整理床单位和用物，协助患者取舒适体位，询问患者需要
	洗手，脱口罩，记录
	按要求送检粪便标本
	7 min 内完成
指导要点	注意严格执行无菌操作原则，以免影响培养结果
	指导患者及其家属，如有不适或疑问，则请及时联系护士

（覃俏理）

模块 14　出院护理

任务 50　出院前的护理

出院前的护理见表 50－1。

表 50－1　出院前的护理

护理要点	具体内容
通知患者及其家属	医生根据患者的康复情况决定出院日期，开具出院医嘱。护士根据出院医嘱，提前通知患者及其家属办理出院手续，协助其做好出院准备
出院护理评估	评估患者的身心需要及情绪变化，特别是对于病情无明显好转、需转院治疗或要求自动离院的患者，要有针对性地进行安慰和鼓励，增强其康复的信心，以减轻其离开医院后所产生的恐惧与焦虑情绪。对自动出院的患者，应在出院医嘱上注明“自动出院”，并要求患者或其家属签名认可
出院宣教与指导	针对患者的康复现状，分管护士完成出院指导和有关护理记录，并进行适时的健康教育，告知患者出院后的注意事项，如休息、饮食、卫生、服药、功能锻炼和定期复查等，必要时可为患者或家属提供书面材料，并协助患者建立维护和增进自我健康的意识，提高患者的自护能力
征求意见	征求患者及其家属对医疗、护理等工作的意见和建议，不断完善医院管理，改进工作方法，以便不断提高医疗、护理质量

（韦艳娜，韦柳春）

任务 51　出院时的护理

出院时的护理见表 51－1。

表 51－1　出院时的护理

护理要点	具体内容
执行出院医嘱	对于出院后需继续服药的患者，护士凭医嘱处方从药房领取药物．交给患者或其家属带回，指导用药方法，交代注意事项
	填写出院通知单，通知患者或其家属到出院处结账、办理出院手续

续表

护理要点	具体内容
执行出院医嘱	用红笔(有些地区用蓝笔)在体温单 40～42 ℃的相应"时间"栏内纵向填写出院时间
	停止一切医嘱，用红笔在各种执行单(服药单、注射单、治疗单、饮食单等)或有关表格上写"出院"字样，注明日期并签名。通知营养科停止对出院者的饮食供应
	撤去诊断卡和床头(尾)卡，在入院登记本上填写出院日期
	处理出院患者的床单位，消毒、清洁后备用
填写	按照护理程序填写患者出院护理评估单
整理	协助患者整理用物，归还寄存物品，收回住院期间借用的物品并消毒处理
护送出院	患者或其家属办完出院手续后，护士收到出院处出具的出院通知单，根据患者的病情选用轮椅、平车或步行护送患者出院

（韦艳娜，韦柳春）

任务 52　出院后的护理

患者办好出院手续、离开病房后，方可进行床单位的处理，以免给患者造成心理上的不适。患者出院后，护士必须对床单位进行消毒、清洁后方可供新患者使用，以免发生交叉感染。

出院后的护理见表 52－1。

表 52－1　出院后的护理

护理要点	具体内容
被服的处理	撤去床上的污被服，放入污衣袋，根据病种进行清洗和消毒。对病房进行开窗通风、空气消毒
床垫、棉胎、枕芯的处理	用紫外线照射床垫、棉胎、枕芯或用消毒机消毒床单位，也可在日光下曝晒 6 h 后按要求折叠
病床、床旁桌椅的处理	对病床、床旁桌椅与地面用消毒液擦拭。对非一次性面盆、痰杯、便椅等用消毒液浸泡
传染病患者用物的处理	对传染病患者的床单位及病房，均应按传染病终末消毒法进行处理
铺备用床	铺好备用床，准备迎接新患者
整理病历	按要求整理出院病历，整理好病历送出院处结算后，交病案室保存

（韦艳娜，韦柳春）

模块 15　延续护理

任务 53　用药指导

用药指导的基本信息见表 53－1。

表 53－1　用药指导的基本信息

项目	基本内容
任务名称	用药指导
任务学时	2 学时
任务目的	有利于促进患者合理用药，提高患者的用药依从性，避免和减少药物不良反应的发生，保证药物疗效
任务实施途径	现场指导、发放指导手册、电话随访
任务内容	1. 遵医嘱用药，不可擅自用药、停药或增减药量。 2. 了解药物的不良反应，一旦出现不良反应，则应及时到医院就诊。 3. 健胃药应饭前服用，这样可刺激味觉感受器，促进消化液分泌，增加食欲。 4. 助消化药和对胃黏膜有刺激性的药物宜饭后服用，这样有利于促进消化，减少药物对胃黏膜的刺激。 5. 止咳糖浆对呼吸道黏膜有安抚作用，服后不宜立即饮水，以免冲淡药液，降低疗效。同时服用多种药物时，应最后服用止咳糖浆。 6. 服用强心苷类药物前，应先测量脉率（心率）及节律，若成人脉率低于 60 次/分或节律异常，则应暂停服药并报告医生。 7. 服用对牙齿有腐蚀作用或可使牙齿染色的药物（如酸剂、铁剂）时，应避免与牙齿接触，可用吸管吸入，服药后及时漱口。 8. 服用缓释片、肠溶片、胶囊时，应整片吞服，不可嚼碎。 9. 服用抗生素及磺胺类药物时，必须准时用药，以维持药物在血液中的有效浓度。 10. 因磺胺类药物经肾脏排出，尿少时易析出结晶，引起肾小管堵塞，故服用后应多饮水。 11. 对病情危重及不能自行服药者，应喂服；对鼻饲者，须将药物研碎并用水溶解后从胃管注入，再以少量温开水冲净胃管
效果评价	通过面对面交流或电话随访，了解患者对安全用药知识的知晓度以及患者的用药依从性

（周玉娟，龙　隆）

任务54 复诊指导

复诊指导的基本信息见表54－1。

表54－1 复诊指导的基本信息

项目	基本内容
任务名称	复诊指导
任务学时	2学时
任务目的	通过复诊，医生能连续地、动态地了解治疗的进度和出现的问题，并及时处理。同时，复诊能使患者及时得到咨询，解除患者在生活、工作和药物治疗中的各种困惑，是预防疾病复发的重要手段
任务实施途径	现场指导、电话随访
任务内容	1. 患者出院后，遵医嘱按时复诊。 2. 复诊时记得携带就诊卡、目前正在服用的药物的药盒、出院记录和化验单。 3. 保管好各种影像学检查的原始片子并一起带来，新、老片子的对比有助于判断病情变化。 4. 将各种报告单按时间顺序分门别类地整理好
效果评价	了解患者是否知晓复诊的重要性，并遵医嘱定期到门诊复诊

（周玉娟，龙　隆）

任务55 康复功能锻炼指导

康复功能锻炼指导的基本信息见表55－1。

表55－1 康复功能锻炼指导的基本信息

项目	基本内容
任务名称	康复功能锻炼指导
任务学时	2学时
任务目的	通过功能锻炼指导，防止患者发生肌肉萎缩或畸形，最大程度地恢复功能、降低致残率
任务实施途径	现场指导、开展知识讲座、发放指导手册、进行网络咨询

续表

项目	基本内容
任务内容	1. 解释目的，取得配合：在训练前向患者交代康复锻炼的目的、具体措施，取得患者及其家属的配合。 2. 制订运动方案：制订运动方案时应做到个体化，即针对每位患者的运动能力、损伤性质、骨折的部位和类型、年龄及身体素质等确定运动方法及运动量。 3. 对不同部位采取不同的训练方式。①肩关节：上肢划圈、上举、外展、内收、内旋，防止发生凝肩。②肘关节：肘部屈、伸。③髋关节：髋部外展、内收。④膝关节：膝部屈、伸，进行下蹲等。⑤踝关节：足背伸、跖屈等。 4. 告知患者功能锻炼的注意事项：①康复锻炼必须在医护人员的指导下进行，注意安全，避免损伤；②康复锻炼应循序渐进，运动量由小到大，运动类型由易到难，不能操之过急；③在进行功能锻炼时，如发生剧烈疼痛、肿胀、出血等不适，则应立即停止并告知医生
效果评价	评估患者康复锻炼是否有效，功能是否得到恢复

（周玉娟）

任务 56　饮食指导

饮食指导的基本信息见表 56－1。

表 56－1　饮食指导的基本信息

<table>
<tr><th colspan="2">项目</th><th>基本内容</th></tr>
<tr><td colspan="2">任务名称</td><td>饮食指导</td></tr>
<tr><td colspan="2">任务学时</td><td>2 学时</td></tr>
<tr><td colspan="2">任务目的</td><td>提高各类人群对营养与健康的认识，消除或减少不利于健康的膳食营养因素，改善营养状况，预防营养性疾病的发生，提高患者的健康水平和生活质量</td></tr>
<tr><td colspan="2">任务实施途径</td><td>现场指导、开展知识讲座、发放宣传手册、推送公众号文章、进行网络咨询</td></tr>
<tr><td rowspan="2">任务内容</td><td>指导原则</td><td>1. 遵医嘱指导：应根据医嘱确定饮食种类，对患者进行解释和指导，以取得患者的主动配合。
2. 因人而异地制订指导方案：进行饮食指导时，应尽量符合患者的饮食习惯，根据具体情况指导和帮助患者摄取合理的饮食</td></tr>
<tr><td>指导内容</td><td>医院基本饮食见表 56－2；治疗饮食见表 56－3</td></tr>
<tr><td colspan="2">效果评价</td><td>评估患者饮食是否符合当前的身体状况，是否有利于促进健康或康复</td></tr>
</table>

表 56－2 医院基本饮食

类别	适用范围	饮食原则及用法
普通饮食	病情较轻或处于疾病恢复期、无饮食限制、消化吸收功能正常、体温正常的患者	易消化、无刺激性食物；保证能量充足、营养素齐全、比例恰当、食物美观可口；限制油煎、坚硬、胀气食物及强刺激的调味品；每日 3 餐
软质饮食	咀嚼困难、胃肠功能紊乱、年长或年幼、处于术后恢复期的患者	同上，以软、烂、无刺激性、易消化食物为主，如面条、馒头、菜等；每日 3 或 4 餐
半流质饮食	发热、咀嚼与吞咽困难、口腔和胃肠道疾病及术后的患者	少食多餐，主食定量；无刺激、容易咀嚼和吞咽；营养素齐全，膳食纤维含量少；食物呈半流体状，如米粥、面条、肉末、菜末、豆腐等；每日 5 餐
流质饮食	高热、口腔疾病、急性感染、大手术后、吞咽困难、急性胃肠道疾病、重症的患者	易吞咽和消化，食物呈液体样，如牛奶、豆浆、米汤、菜汁、果汁等；注意甜咸相间，因所含热量及营养素不足，故只能短期食用；每日 6 或 7 餐，每餐液体量为 200～250 mL

表 56－3 治疗饮食

类别	适用范围	饮食原则及用法
高热量饮食	热量消耗较高的患者，如结核、大面积烧伤、肝脏疾病、甲状腺功能亢进症、体重不足的患者及产妇	在基本饮食的基础上加餐 2 次，如牛奶、鸡蛋、蛋糕、水果及巧克力等
高蛋白饮食	长期消耗性疾病、营养不良、贫血、烧伤、恶性肿瘤、大手术前/后、肾病综合征、低蛋白血症患者及孕妇、哺乳期妇女等	在基本饮食的基础上增加高蛋白食物，如肉类、鱼类、乳类、蛋类、豆类等，摄入的蛋白质总量为 1.5～2.0 g/(kg·d)，总量不超过 120 g/d
低蛋白饮食	限制蛋白质摄入的患者，如急性肾炎、尿毒症、肝昏迷等的患者	成人饮食中蛋白质的摄入量 <40 g/d，应尽量提供优质蛋白，如乳类、禽蛋、鱼类等
低盐饮食	高血压、充血性心力衰竭、腹水、肾炎及各种原因所致的水钠潴留患者	成人食盐的总量 <2 g/d 或酱油 10 mL/d。禁食腌制食品，如咸菜、皮蛋、火腿、咸肉、香肠等
无盐低钠饮食	适用范围同低盐饮食，但水肿较重者	无盐饮食指不放食盐；低钠饮食指除无盐外，还须控制食物中自然存在的钠盐含量在 0.5 g/d 以下，如油条、挂面、碳酸饮料等

续表

类别	适用范围	饮食原则及用法
低脂肪饮食	肝疾病、胆疾病、胰疾病、高脂血症、动脉硬化、冠心病、肥胖症等的患者	少油，禁食肥肉、奶油、蛋黄、动物脑、煎炸食物。脂肪总量 <50 g/d。肝、胆、胰腺疾病患者脂肪总量 <40 g/d，尤其要限制动物脂肪的摄入量
低胆固醇饮食	动脉硬化、高血压、冠心病、肥胖症等的患者	限制高胆固醇食物，如蛋黄、动物脏器、肥肉、动物油等。摄入胆固醇的总量 <300 mg/d

（周玉娟）

任务 57　心理护理

心理护理的基本信息见表 57－1。

表 57－1　心理护理的基本信息

项目	基本内容
任务名称	心理护理
任务学时	2 学时
任务目的	解除患者对疾病紧张、焦虑、悲观、抑郁的情绪，调动其主观能动性，使其树立战胜疾病的信心
任务实施途径	现场指导、开展知识讲座、发放宣传手册、推送公众号文章、进行网络咨询
任务内容	1. 建立良好的护患关系：良好的护患关系是心理护理能否取得成效的关键。这种关系应该是建立在相互尊重、信任和合作基础上的平等关系，主要是通过护士的言、行、神态去影响患者而建立的。 2. 争取家属的密切配合：家属的表现对患者有着直接的影响。家属良好的情绪能给患者以安慰和支持，而其不良情绪则会对患者产生恶性刺激。因此，不论遇到什么情况，家属都应保持沉着、冷静，和颜悦色地给患者以安慰和鼓励。护士应对家属进行相关宣传，使其意识到自己的情绪对患者治疗及康复的影响。 3. 加强健康宣教：对疾病的理解和态度影响着患者的行为和生理状态。护士除通过自己的言行、神态去改变患者的心理状态和行为外，还应加强健康宣教，增进其对自身疾病的了解，从而树立战胜疾病的信心，配合治疗。 4. 提供舒适的休养环境：优美、舒适的环境可对患者的心理产生积极影响，使其心情舒畅、精力充沛，进而促进康复。

续表

项目	基本内容
任务内容	5. 合理使用心理疗法：心理疗法又称精神疗法，是医护人员在与患者交往的过程中，通过语言来影响患者心理活动的一种方法。这种疗法是通过对患者实行心理上的安慰、支持、劝解、保证、疏导和环境调整等，达到治疗疾病的目的。护士在照护患者的过程中，应合理使用心理疗法，使患者保持健康的心理，从而积极地配合治疗，促进康复
效果评价	评估患者的不良心理状态是否得到改变，当前的心理状态是否有利于促进康复或保持健康

（周玉娟）

参考文献

[1]杜素芝,黄韶兰,崔德花．基础护理学[M]．北京:中国科学技术出版社,2022.

[2]黄爱兰,卢秋妍．基础护理实训指导[M]．西安:西安交通大学出版社 2018.

[3]黄叶莉,宋雁宾,王建荣．基础护理技能实训[M]．北京:科学出版社,2014.

[4]谢凤香,吕海琴,王春玲,等．护理学基础教学工作页的探索与开发[J]．卫生职业教育,2009,27(21):69－70.

[5]林琳．工作页在护理学基础实训教学中的设计与应用[J]．广东职业技术教育与研究,2020(04):166－169.

[6]季德静,刘洪学．专、创、思三育融合的《金属材料》教学工作页设计研究[J]．产业与科技论坛,2022,21(15):165－166.